かかりつけ医のための
"認知症"
診療スキル

著 小川 紀雄

おかやま内科　糖尿病・健康長寿クリニック名誉院長

へるす出版

序

　わが国では高齢者人口の増加に伴って認知症の患者数は増え続けており，認知症に対する関心が医学的にも社会的にも高まっています。

　本書は認知症を専門とされない医師あるいはこれから認知症の診療を始めてみようと考えておられるかかりつけ医の先生方を対象としています．最初の抗認知症薬に加えて，3種類の新しい抗認知症薬が発売されてから8年が経ち，多くの講演会が開催され，最近では認知症に関する書物が洪水のように多数出版されています．しかし，実際にかかりつけ医の経験者が執筆した書物はきわめて少なく，多くは精神科医や基幹病院の「もの忘れ外来」の担当医師によるものです．難しい内容や難しい症例の呈示が多く，かえってかかりつけ医が認知症診療に参加する意欲を削いでいるのではないかと考えます．

　500万人ともいわれる認知症患者を，専門病院だけで診療・管理することは不可能です．認知症患者が地域で暮らしていくためには，かかりつけ医の外来での対応が不可欠ですが，現状では認知症の診療に積極的に参加するかかりつけ医は多くありません．これは，かかりつけ医が必要とする情報が提供されていないことも大きな原因だと思われます．筆者は自分の経験から，大多数の認知症患者は地域のかかりつけ医で診ることが可能であると考えています．

　糖尿病や高血圧の診療では，病状の把握に必要な情報が生化学的検査や血圧測定の結果として数値で示されるのに対して，認知症の診療では，どのような表情・態度で患者に接し，どのような会話をするか，どのような返事から病状を把握するかなど，情報が数値化されていません．しかもその情報獲得のためのノウハウがかかりつけ医に提供されていないのが実情です．本書では教科書的な内容はできるだけ簡略化して，かかりつけ医の日々の外来診療の「現場で役に立つ」「具体的な」情報をできるだけたくさん盛り込むことを目指しました．

　よき診療，よき対応，よき介護によって認知症患者の寿命も延び，認知症だけではなく，そのほかの疾患の治療・管理も併せて行う必要が出てくる場合も少なくありません．そのことも考慮すると認知症患者を管理する医療者としては，かかりつけ医がベストだと考えます．

　他の書物にはない本書の特色は，各項の先頭にスライドをイメージしたまとめを先に呈示し，その後に説明を加えるという，あたかも講演会に参加しているようなイメージのスタイルを採用したことです．そのために一部重複がありますが，その重複部分は重要な事

項だとご理解下さい。説明文には実臨床の現場ですぐに使えるセリフのような文章を「　」（カッコ）で括ってたくさん示しました。また，本書のどこから読んでも理解しやすいように一部の重要な記述の重複はあえて避けませんでした。

　本書の内容はかかりつけ医だけでなく，日々認知症患者の介護にあたっている家族やコ・メディカルスタッフの方々にもお役に立てると信じています。そして，読者を通じて認知症患者の福祉にいささかでも貢献できることを願っています。

　最後に，貴重な画像写真を提供して下さった，高松神経内科クリニック院長　山本光利先生に心から御礼申し上げます。また，まとめを先に呈示してその後に説明を加えるスタイルにしたいという筆者の突飛な提案を即決で採用して下さり，完成まで終始お世話になったへるす出版編集部の石橋あき氏に深謝します。

2019年3月

小 川 紀 雄

目 次

1. はじめに──2つの重要な出来事 …………………………………………………………… 1
2. 加齢によるもの忘れと認知症の違い ……………………………………………………… 3
3. 認知症の症状 ………………………………………………………………………………… 5
4. 中核症状と周辺症状（BPSD）は並行しない ……………………………………………… 9
5. 認知症の重症度 ……………………………………………………………………………… 11
6. 認知症の主なタイプと症状 ………………………………………………………………… 13
   1. アルツハイマー型認知症　15
   2. レビー小体型認知症　19
   3. 前頭側頭型認知症　22
   4. 血管性認知症　23
7. 軽度認知障害（MCI） ……………………………………………………………………… 27
8. 診断の手順 …………………………………………………………………………………… 29
   1. 家族などからの情報（もの忘れ外来問診票）　30
   2. 患者の問診　34
   3. テスト式認知機能検査　36
   4. さらなる家族からの情報収集（ADL）　40
   5. 身体診察（内科的診察）　43
9. 鑑別すべき疾患──治療可能な認知症 …………………………………………………… 45
   1. 画像検査でわかる治療可能な認知症　46
   2. 生化学的検査でわかる治療可能な認知症　49
   3. うつ病（仮性認知症）　50
10. 患者の家族への説明 ………………………………………………………………………… 51
    1. 初診/初期　51
    2. 初期〜数カ月　57
    3. 慢性期　59

- ⑪ 周辺症状（BPSD）── BPSD と認知機能低下との関係 ……………………… 62
- ⑫ 薬物療法 ……………………………………………………………………………… 66
    1. 抗認知症薬の種類と特徴　66
    2. 副作用　71
    3. 抗認知症薬の使用上の注意点　73
    4. 抗認知症薬の「さじ加減」　75
    5. 抗認知症薬をいつまで続けるか，いつやめるか　77
- ⑬ 周辺症状（BPSD）への対応と治療 ……………………………………………… 79
    1. BPSD への対応法　79
    2. BPSD に対して用いる薬の種類と特徴　81
    3. BPSD の薬物療法の注意点　89
- ⑭ 日常診療で心がけること ……………………………………………………………… 91
    1. 毎月の来院時に　91
        - ・内科的診察の方法と重要性
        - ・外来で腰かけたままでできる検査
        - ・進行の程度推定に役立つ診察と問診の組み合わせ
        - ・返事が取り繕いかどうか見極める
    2. 年余にわたる診療で　100
        - ・長期管理中に症状が悪化したときの原因と対応
        - ・思い出想記の重要性
- ⑮ 長年かかりつけの患者の中から認知症を発見する ……………………………… 104
    - ・患者の受診行動
    - ・受付・会計での様子
    - ・患者の訴え・様子
    - ・患者の外観・様子
    - ・診察室での会話

1 はじめに
──2つの重要な出来事

図1

2つの重要な出来事

（1）認知症は「かかりつけ医」が診るべき
common disease であるとの認識が定着した

（2）抗認知症薬の少量投与＝さじ加減が認められた

［2016年6月1日付　厚生労働省事務連絡］
抗認知症薬を添付文書で規定された用量未満で投与されていても一律に査定することなく，個々の症例に応じて医学的判断をして審査するように，という主旨の通達

　超高齢社会を迎えたわが国においては，すでに500万人を超える認知症の患者がいる。2025年ころには700万人を超えるという推計もある。これだけ多くの認知症患者を，誰が，どこで，どのように診療してケアするかということが大きな問題である。従来は，認知症の診療は精神科医が行うというイメージが強かったが，全国の精神科の専門医は約1万人，神経内科の専門医は約5,000人ほどであり，とてもそれらの専門医だけですべての認知症の患者の診療にあたることは不可能である。わが国の医師数は約32万人であり，そのうち内科系の医師はおよそ12万人いる。したがって，これらの内科系医師によって，できるだけ多くの認知症患者の診療が行われるべきであると考えられるが，なかなか実現していない。これに関連して，最近2つの大きな出来事が起こっている。

　第一の出来事は，認知症はかかりつけ医が診るべき common disease であるとの

認識がほぼ定着したことである。認知症を専門としない，あるいはこれから認知症の診療に参加しようとする医師にとっては，従来の内科疾患とは異なった取りつきにくい面がある。高血圧，糖尿病，高コレステロール血症などは，それぞれ血圧，血糖値，コレステロール値などの数値として病状をとらえやすく，診療が行いやすいという面がある。しかし，認知症については病状を数値で表すことが難しいために敷居が高く，参入しにくいと思われていた。しかし，本書でこれから述べるように，現場で，どのような態度で，どのように情報を取得するかということをマスターすれば，認知症診療への参加は決して難しいものではない。

　第二の出来事は，2016年6月に厚生労働省から出された事務連絡で，抗認知症薬は規定の量より少量でも使用が認められるようになったことである。これは抗認知症薬のさじ加減が可能になったことであり，患者の病状によって日々治療薬のさじ加減を行っているかかりつけ医にとって，もっとも得意とするさじ加減の腕を発揮できる土俵ができた喜ばしい出来事である。

　本書では，認知症を専門にしない医師，あるいはこれから認知症の診療に参加したいと考えている医師，さらには介護にあたっている家族，あるいは施設の職員などに，現場で役に立つ認知症の診療・対応のスキルをできるだけ豊富に伝えることを目的としている。そのような観点から，認知症の病因や病理などに興味のある方は専門書を参照していただくことを前提にして，筆者が診療現場で日々行っている会話や心がけなどをライブ感覚でまとめることとした。したがって，本書ではもっとも頻度が多く，認知症の患者の約2/3を占めるアルツハイマー型認知症を中心として述べる。とくに断りのないときにはアルツハイマー型認知症に関する記述であると考えていただきたい。レビー小体型認知症，前頭側頭型認知症，血管性認知症など，特殊なタイプの認知症については別項を設けて必要な情報を述べている。この別項以外はアルツハイマー型認知症についての記述である。

2 加齢によるもの忘れと認知症の違い

図2 生理的老化に伴う良性健忘と認知症との相違

	生理的な老化によるもの忘れ（良性健忘）	認知症（悪性健忘）
症状	体験の一部を忘れる 名前・日付などをとっさに思い出せない（思い出せなかったことも別の機会には思い出せる） 失念を自覚していて，補うか謝る	体験の全体を忘れる 最近の出来事を覚えられない 失念を自覚していない しばしば作話あり
見当識異常	なし	あり（時間・場所・人物がわからなくなる）
日常生活	支障がない	営むのが困難
幻覚・妄想	なし	随伴することあり
人格	維持される	低下することあり

　認知症については，すぐにもの忘れをするという訴えがなされるが，高齢になれば，人や物の名前がとっさに思い出せないことがしばしばある。これらのもの忘れは，生理的な加齢に伴うものであって，良性健忘と呼ばれる。

　生理的な老化に伴う良性健忘は，体験の一部を忘れるのが主体で，体験したことの全体を忘れることはない。そして，とっさに思い出せなくても，別な機会，別な時間，次の日などにはきちっと思い出すことができる。一方，認知症は，行った行為や体験したことの全体を覚えていないという特色がある。

　例えば，あるお年寄りの誕生会を昼にレストランで開催したとする。夕方になって息子さんが，「お父さん，今日の昼の会食のときに……」と話しかけると，そのお年寄りは，「え？　会食をしたかなあ」というような返事をする。つまり，昼に行った会食それ自体をすっかり丸ごと忘れてしまっている。これが認知症である。一方，

同じように質問されたときに,「ああ,そうそう。えーと,ほら,私の前に座った,あの甥のタロウ君の奥さんの,あの奥さんの名前は何だったっけな〜……」「ああ,ハナコさん,ハナコさん」というふうに,昼に会食をしたことは覚えているけれども,とっさに人の名前が出てこないという,そのような形式のもの忘れは生理的な老化に伴う良性健忘である。このような良性健忘を認知症と断定してはならない。「それ」「あれ」「あれしておいてくれ」というふうに,英語に例えれば it・that・do で話すのは高齢者の良性健忘の特徴である。

記憶とは

記憶は高次の知的機能の基盤として不可欠のもので,認知症では記憶障害が症状の根幹である。しかし,記憶の本態はまだ明らかではないので,記憶についての現在の分類・種類について簡単にまとめる。

【1】記憶の構成ステップ

記憶とは外部の情報や経験を記銘して,ある一定時間保持し,再現することをいう。「記銘」(情報を獲得するステップ)→「保持」(情報を保存しておくステップ)→「想起(再生)」(保存情報を読み出すステップ)の3つのステップから成り立っている。どれか1つが欠けても記憶は成立しない。記憶されていたかどうかは,想起(再生)できて初めて確認できる。

【2】時間による記憶の分類 ── 「短期記憶」と「長期記憶」

記憶は,一般に保持される時間の長さによって短期記憶と長期記憶とに分類される。短期記憶は容量が小さく,タンパク質合成の過程を必要とせず,情報が繰り返されないかぎり数秒間から数分間で消失する。一方,長期記憶は容量が大きく,その成立にはタンパク質合成の過程が必要で,数時間から一生涯保持される。

【3】内容による記憶の分類 ── 「陳述記憶」と「手続き記憶」

時間的要素による分類ではなく,記憶には「質的に異なった2種類の記憶がある」とする考えである。すなわち,事実や事柄を覚える「陳述(宣言的)記憶」と,技能や方法を覚える「手続き記憶」の2種類である。この分類は認知症の患者の記憶障害を考えるうえで重要な分類である。

「陳述記憶」はふつうに人々が記憶と呼んでいるもので,『意味記憶』(住所や電話番号など)と,『エピソード記憶』(ある特定のときに個人が経験した出来事の記憶)の2つに分けられる。意識的に思い出して言葉で述べることが可能な記憶である。認知症になるとこの「陳述記憶」が最初に障害される。

一方,「手続き記憶」は意識的に想起することができず,言葉で述べることができない記憶で,歩行,水泳,自転車の乗り方など,繰り返し練習して身体で覚える記憶である。ひとたび身につくと一生忘れない。したがって,認知症患者でも末期になるまでよく保たれ,歩けるし自転車にも乗ることができる。

3 認知症の症状

図3

認 知 症

(1) **成人**に起こる記憶および知的機能の障害
(2) 定義＝ひとたび正常に発達した高次脳機能が後天的な器質性の脳障害によって低下し，**日常生活や社会生活が営めなくなっている状態**
(3) 症候群である

＊**高次脳機能**：記憶，思考，見当識，理解，計算，学習，言語，判断
＊**重度になると**：過去に学習した情報の想記も障害される

　認知症の定義・診断基準に関しては，わが国独自のものは示されておらず，世界保健機関や米国精神医学会によるものが『認知症疾患診療ガイドライン』に紹介されている[1]。何項目にもわたる難しいものであるが，筆者は 図3 に示したような定義で十分であると考えている。
　認知症は成人の病気である。ひとたび正常に発達した高次脳機能，知的機能をもって通常の社会生活を営んでいた人たちが，後天的な脳の器質的障害によってその機能が低下して，日常生活や社会生活が営めなくなったものを認知症とする。つまり，単純にちょっともの忘れをするだけではなく，日常生活や社会生活がだんだんと困難になったときに初めて認知症と呼ぶ（認知症は子どもの病気ではない。高次脳機能，知的機能が正常にまで発達することがなく成人した人を認知症とは診断しない）。

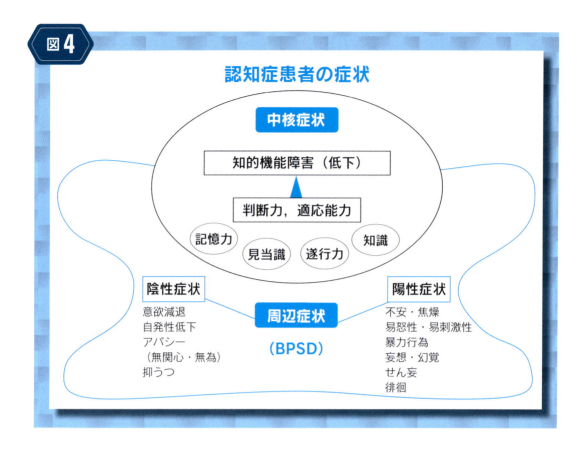

図4 認知症患者の症状

認知症を呈する疾患にはいくつかのタイプがあるので，認知症は症候群と考えられている。高次脳機能とは，図3 に示したように，記憶をはじめとするさまざまな機能を総合したものである。当初はもの忘れ，日付・時間の感覚が混乱するなどの症状であるが，だんだんと進行して重度になると，昔学んだ知識も思い出せなくなり，記憶から消え去ってしまう。しかし，一般に，かかりつけ医のところに来る患者はそこまで進行している人は少なく，「すぐもの忘れをするんです」といって家族に連れられて受診することが多い。

（1）中核症状

認知症の患者の症状は「中核症状」と「周辺症状」の2つに分けられる 図4 。中核症状を単なる記憶力の障害だと考える向きがあるが正しくない。記憶力や知識や見当識など，重要な脳機能を総動員して状況を判断し，適応する能力，すなわちそれが高次脳機能・知的機能であり，これが障害されるのが認知症の中核症状である。この知的機能障害はすべての認知症患者の中核となる症状であって，必発のものである。

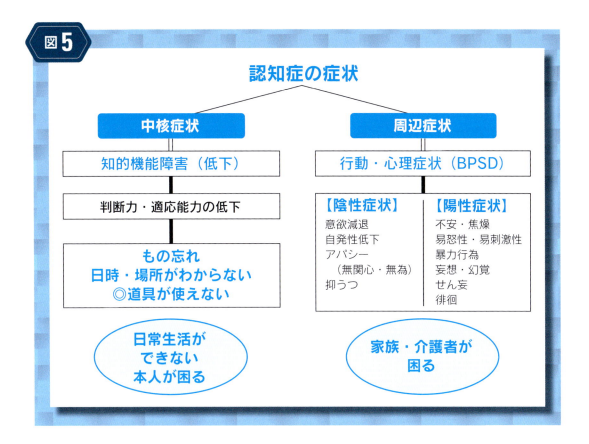

図5

(2) 周辺症状

中核症状に加えて，周辺症状と呼ばれる症状があり，現在では「行動・心理症状（behavioral and psychological symptoms of dementia；BPSD）」と呼ばれている。このBPSDは「陰性症状」と「陽性症状」の2つのグループに分けるとわかりやすい 図5 。陰性症状とは，意欲が減退し，自発性が低下し，抑うつ的になり，さらに進行するとアパシー（無関心・無為）といった活動性に乏しくなるものをまとめる。一方，陽性症状には，不安・焦燥，易怒性・易刺激性，暴力行為，妄想・幻覚，せん妄，徘徊など，活発で派手な症状をまとめる。中核症状は必発で，さらに周辺症状の1つとか2つとか3つとかを併せもった一人の人間が認知症の患者である。

比較的早期の軽度のアルツハイマー型認知症の患者では，知的機能障害を中心として，意欲低下や自発性の低下，外出しなくなったり，好きなことをしなくなったりするなど，おとなしいようにみえるが，それでも些細のことですぐ怒る――易怒性があるというのが典型的な症状である。

認知症の患者では中核症状は必発であり，もの忘れや日時の場所がわからないと

いうのがまず早期の症状であり，結局のところ道具が使えなくなって，日常生活がなかなかうまくいかなくなる 図5 。つまり，患者本人が非常に困るという状況になる。

　一方，周辺症状は，陰性症状で元気がない，何もしないので家族は困るだろうし，陽性症状ですぐ怒ったり暴力行為があれば，これはまた家族は困るということになる。結局，周辺症状がひどくなれば，家族・介護者が困るという状況になる。

　つまり，認知症の患者を囲んで，認知症の患者本人もサポートする家族・介護者も両方が困るのが認知症の患者の置かれた状況である。このことを十分考慮して診療にあたる必要がある。

文献

1）日本神経学会「認知症疾患診療ガイドライン」作成委員会編：認知症疾患診療ガイドライン2017, 医学書院, 東京, 2017, p.2-3.

4 中核症状と周辺症状（BPSD）は並行しない

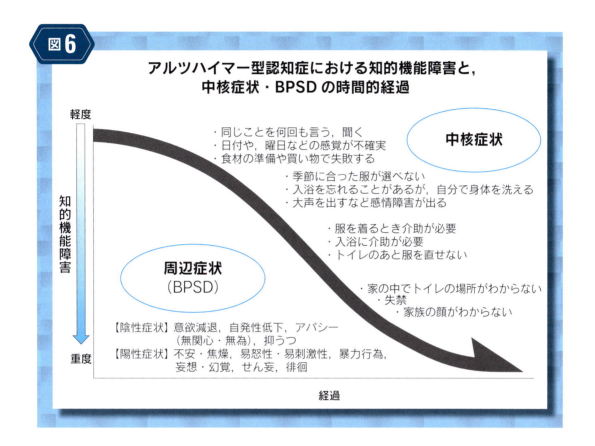

図6 アルツハイマー型認知症における知的機能障害と，中核症状・BPSDの時間的経過

　中核症状は，軽度から重度に至るまで順番に少しずつ進行していく。当初は同じことを何回も聞いたり，日付や時間の感覚があやふやになったりするということから始まり，やがて季節に合った服が選べないとか，入浴をするが自分で身体を洗えなくなったりする。そのうち服を上手に着られなくなるので，家族の助けが要るようになり，入浴に介助が必要となり，トイレの後始末ができなくなる。さらに進行すると，家の中でトイレの場所がわからなくなってウロウロしたり，ついには介護してくれている家族の人の顔もわからなくなっていくというように，順々に症状はゆっくりと進行していく。

　一方，周辺症状（BPSD）にはさまざまなものがあるが，すべての症状が同時に起こることはない。1つか2つ BPSD が出現することが多い。しかも BPSD の出現

頻度や程度は，認知機能の低下度と並行ではなく，認知機能の低下が軽いにもかかわらず，激しいBPSDが出現して家族や介護者が困ることがあるし，中核症状がかなり進行してもさほど強いBPSDを示さないこともある。

　重要なことは，中核症状である知的機能の低下は持続的に進行して一生続くのに対して，BPSDは一生続くものではないということである。これは家族や介護者にぜひ伝える必要がある。つまり，中核症状が進行して重度になって，ほとんど身動きができなくなるような状態になったときにはBPSDは目立たなくなる。したがって，今は困るけれども，BPSDは一生続くものではないということを家族や介護者に説明しておく。

　さらに重要なことは，BPSDがある患者が突然に種類の違うBPSDを呈することはあまりない。治療や介護によってこれまであったBPSDの程度が軽くなったり，また悪くなったりすることはあっても，種類の違うBPSDが何種類も突然に並行して現れることは少ない。すなわちBPSDの症状には路線変更がないという特色がある。

5　認知症の重症度

図7

重 症 度

軽　度：職業あるいは社会的活動は明らかに障害されているが，自立生活能力は残されており，身辺の清潔さを保ち得る

中等度：自立した生活は困難で，ある程度の手助けが必要

重　度：日常生活動作が障害され，絶えず手助けが必要
　　　　身辺の清潔が保てず，言語は滅裂あるいは緘黙

　認知症の重症度は，軽度・中等度・重度の3段階に分けるのが一般的である。

　軽度であれば，社会生活はなかなか難しいが，自立して生活することは可能なので，自宅で一人暮らしは何とかできるレベルである。

　中等度は，自立した生活が困難となり，食事の支度などは周囲の人の手助けが必要になる。中等度のなかでも比較的軽ければ，若い人と同居していて，若い人たちが仕事に行っている日中だけは何とか独居が可能である。

　重度では，一人で食事をしたり，トイレに行った後の始末ができなかったり，入浴できなかったりして，人の助けを借りなければ生活できないレベルなので，一人暮らしをすることは困難である。

　これらの重症度の分類については Clinical Dementia Rating（CDR）[1] **図8** が使われることが多い。CDR 1 が軽度認知症，CDR 2 が中等度認知症，CDR 3 が重度

図8 Clinical Dementia Rating (CDR)

	健康 (CDR 0)	認知症の疑い (CDR 0.5)	軽度認知症 (CDR 1)	中等度認知症 (CDR 2)	重度認知症 (CDR 3)
記憶	記憶障害なし,時に若干のもの忘れ	一貫した軽いもの忘れ 出来事を部分的に思い出す 良性健忘	中等度記憶障害,とくに最近の出来事に対するもの 日常活動に支障	重度記憶障害 高度に学習した記憶は保持 新しいものはすぐに忘れる	重度記憶障害 断片的記憶のみ残存
見当識	見当識障害なし	見当識障害なし	時間に対しての障害あり。検査では,場所,人物の失見当なし。しかし時に地理的失見当あり	常時,時間の失見当 時に場所の失見当	人物への見当識のみ
判断力と問題解決	適切な判断力,問題解決	問題解決能力の障害が疑われる	複雑な問題解決に関する中等度の障害 社会的判断力は保持	重度の問題解決能力の障害 社会的判断力の障害	判断不能 問題解決不能
社会適応	仕事,買い物,ビジネス,金銭の取り扱い,ボランティアや社会的グループで,普通の自立した機能	左記の活動の軽度の障害もしくはその疑い	左記の活動のいくつかにかかわっていても,自立した機能が果たせない	家庭外(一般社会)では独立した機能は果たせない	家庭外(一般社会)では独立した機能は果たせない
家庭状況および趣味	家での生活・趣味・知的関心が保持されている	同左,もしくは若干の障害	軽度の家庭生活の障害 複雑な家事は障害 高度の趣味・関心の喪失	単純な家事のみ,限定された関心	家庭内不適応
介護状況	セルフケアは完全	セルフケアは完全	時々激励が必要	着衣,衛生管理など身の回りのことに介助が必要	日常生活に十分な介護を要するしばしば失禁

(長谷川和夫編:痴呆性老人の看護とデイケア,医学書院,東京,1986,p.25)
(原著:文献1)

認知症,そして CDR 0.5 が認知症の疑い[最近では軽度認知障害(MCI)として取り扱われる]とされる。

文献

1) Hughes, C. P., Berg, L., Danziger, W. L., et al : A new clinical scale for the staging of dementia. Br. J. Psychiatry, 140 : 566-572, 1982.

6　認知症の主なタイプと症状

図9

主な認知症の典型的な症状

- ■アルツハイマー型
  - もの忘れ
  - 日付・時間の感覚が混乱
  - 意欲・自発性の低下
  - 怒りっぽい（易怒性）

- ■レビー小体型
  - 具体的な幻視
  - 動揺する認知機能障害
  - パーキンソニズム
  - レム睡眠行動異常

- ■前頭側頭型
  - 人格変化
  - 無関心・自発性の低下　｝混在
  - 常同行動
  - 社会的行動異常

- ■血管性
  - 急性発症
  - まだら認知症
  - 段階的に進行
  - 麻痺などの局所神経症状がある

　認知症を呈する疾患には多くのタイプのものがあるが，筆者は，図9に示したアルツハイマー型認知症，レビー小体型認知症，前頭側頭型認知症，血管性認知症の4つを覚えれば十分であると考えている。とくにアルツハイマー型認知症は全認知症患者の2/3を占めるものであり，この知識・対応方法のマスターが最重要である。そのほかのタイプについては別項で解説するが（19～26ページ），かかりつけ医にとっては図9に記載した典型的な症状の理解があれば十分で，必要に応じて専門医に紹介すればよい。

　参考のために，これら4つの認知症性疾患の詳しいまとめを図10に示す。

図10 認知症の主なタイプと特徴

疾患	アルツハイマー型認知症（AD）	レビー小体型認知症（DLB）	前頭側頭型認知症（FTD）	血管性認知症（VaD）
疫学	女性に多い	60歳以降，男性に多い	65歳以前の発症，家族歴	男性に多い
発症	緩やか	緩やか	潜行性	比較的急
進展	緩徐な進行（全般性認知症）	進行性，動揺性	緩徐な進行	発作のたびに階段状に進行（まだら認知症）
記憶障害	初めから出現（近時記憶*障害）	初期はADに比べ軽度	正常か比較的良好	比較的軽度
運動障害	重度になるまで出現しない	パーキンソン病様症状，転倒が多い	ある程度進行するまでADLそのものに問題を生じない	精神症状に先行して出現，あるいは並行して悪化
精神症状・徴候	物盗られ妄想	ありありとした幻視・失神，意識の動揺，注意力障害	自発性の低下，常同行動†，無関心	意欲，意識，感情の障害
その他	感情，運動は重度まで保たれる	抗精神病薬への過敏性	発症から疾患の経過を通して，人格変化と社会的行動異常が目立つ	局所の神経症状（片麻痺，構音障害，嚥下障害，歩行障害，尿失禁など），脳卒中の既往，動脈硬化危険因子存在

＊近時記憶：情報が入力された後，3〜4分間ほど情報を保持する能力
†常同行動：まとまったあるいは系統だった行為を繰り返すこと
〔長谷川和夫編著：認知症診療の進め方，永井書店，大阪，2010，p.30．より改変/認知症テキストブック（日本認知症学会）p.293-309．〕

6-1 アルツハイマー型認知症

図11

アルツハイマー型認知症の典型的な症状

もの忘れ（進行性）	・同じ質問や話，確認の質問を繰り返す ・進行性である
日時の感覚が不確実	・日付や曜日がわからない
自発性・意欲の低下	・趣味や好きなことをしなくなった
怒りっぽい（易怒性）	・些細なことですぐに怒る
理解力・判断力の低下	・お金の計算ができない ・テレビのリモコンが使えない
日常生活・行動不全	・シャツやズボンが上手に着られない
アパシー（無関心・無為）	・何もせずに家でボーッとしている
不安・焦燥	・夕方になると，強い不安感・焦燥感を訴える 「夕暮れ症候群」が典型
夜間せん妄	・日中はウトウトと寝ているが，夜になると人が変わったようにアグレッシブになる
徘徊	・自宅の外を目的もなくウロウロ歩き回る
存在しない症状	◆病識 ◆運動機能障害（末期になって出現）

> **症例1** 物盗られ妄想の症例
>
> ＜85歳，女性＞
> 　一戸建てに独居。
> 　5年前からドネペジル5mg内服中で来院。
> 　1mほどの高さのブロック塀を隔てて，自宅の庭と隣の家の庭とが接している。以前に緑色の植木鉢を隣の人に貸したことがあるとのことであった。その隣人は借りていた植木鉢を返却し，その後，自分で植木鉢（緑色！）を購入したという。
> 　その植木鉢を見て，自分が貸したものだから返せと繰り返し苦情を言うようになる。
> 　月に1回訪ねてくる娘さんが説明すると，悪態をつくもののそのときは一応おさまるが，10日もすると再び自分の植木鉢を返せと塀越しに隣人に迫る。

　図11にアルツハイマー型認知症でよくみられる症状をまとめた。進行性のもの忘れで始まり，日時の感覚が不確実，自発性・意欲の低下，怒りっぽい（易怒性）などの症状が加わる。だんだんと進行すると，テレビのリモコンが使えなくなったり，シャツや洋服をきちっと着ることができなくなり，入浴をしたがらないなどの症状が出てくる。さらに，物盗られ妄想を発症したり，夜中に大声を出したりするようになる。そして，やがてはアパシーと呼ばれる，何もせずにじっとうずくまる状態になっていく。

　以下に，個々の症状について解説する。

① もの忘れ（記憶障害）

　アルツハイマー型認知症はもの忘れで始まり，進行性に悪化する。同じ質問や話を繰り返すことに加えて，「今日はどこに行くのか。何時に出発するのか」と何回も確認の質問をする。そのうちに，物の置き忘れが始まり，家の中をあちこち探し物をするようになる。どうしてもみつからないと，誰かに盗られたと言い出す「物盗られ妄想」につながることもある。主婦の場合には，すでに購入して冷蔵庫にたくさんある食材と同じ物を何回も買ってくるようになる。

② 日時・場所の感覚が不確実

　日付や曜日がわからない。もの忘れとも相まって約束した日や時間がわからずに友人やデイサービスの施設職員が迎えに来たりする。さらに進行すれば，季節もわ

からなくなって，季節に合わない衣服を着たりするようになる。

③自発性・意欲の低下
何もせずに家でじっとしていることが多くなり，趣味や好きなことをしなくなる。また，外出や人付き合いをしたがらなくなる。

④怒りっぽい（易怒性）
おとなしいように見えていても，些細なことですぐに怒る。さらには夜中に大声を出すこともある。

⑤理解力・判断力の低下
お金の計算ができなくなり，買い物などでは高額の紙幣で支払おうとする。料理の味が変わる。テレビ番組の内容がわからなくなるだけでなく，テレビ番組の内容と現実との区別がなくなり混乱する。以前は使うことができていたテレビのリモコンの操作ができなくなる。また，ガス栓の閉め方がわからなくなり，ガス栓の閉め忘れも起こるようになる。

⑥日常生活・行動不全
シャツやズボンを上手に着ることができない。入浴をしたがらず，下着を替えず，だらしなくなる。

⑦アパシー（無関心・無為）
何もせずに家でボーッとしている，あるいは1日中テレビの前に座っているが実際には見ていないで，ただ座っているだけである，などの症状である。感情・言語・行動すべてのスイッチが入らない状態で，認知症が進行すればするほど頻度が高くなる。デイサービスの利用など非薬物療法が治療の第一選択肢となる。確実に有効な治療薬はないが，もし使用していなければ，少量の抗認知症薬（アセチルコリンエステラーゼ阻害薬）の使用を考えてもよい。

⑧不安・焦燥
不安感を自ら訴えなくても，家族の姿が見えないと身体中がしびれる，などの症状を頻繁に訴える場合には，背景に不安感があることが多い。夕方になり，周囲が少し暗くなり始めて会社帰りの人の足音が聞こえて，何となくザワザワしてくる時

間になると，強い不安感・焦燥感を訴える「夕暮れ症候群」はアルツハイマー型認知症での典型的症状である。マイルドなベンゾジアゼピン系抗不安薬の少量処方（短期間とし，長期の処方はしない），あるいは少量の抗認知症薬（アセチルコリンエステラーゼ阻害薬）が効果を示すことがある。

⑨ 夜間せん妄

日中はぼんやりしていたり，ウトウトと寝ているが，夜になると人が変わったようにカッと目を開いて目つきが変わって歩き回り，暴力的になって，家具やドアを蹴飛ばしたりする状態である。意識レベルが少し低下して意識が混濁した状態で発症する。ベンゾジアゼピン系睡眠導入薬を処方したくなるが，効果が期待できないばかりか，夜間せん妄を誘発したり増悪させたりする可能性があるので推奨しない。どうしても困れば，ごく少量の非定型抗精神病薬（84ページ参照）の使用を考慮せざるを得ない。

⑩ 徘 徊

自宅の外を目的もなく（患者自身はきっかけとなる目的があったのかもしれないが，周囲の者には了解できない）ウロウロ歩き回る徘徊は，アルツハイマー型認知症ではさほど頻度は多くない。自宅の中でトイレの場所を探してウロウロする状況は真の意味での徘徊ではない。徘徊は，交通事故などの不測の事態にあったりする可能性があるので，家族にその可能性について説明しておく必要がある。筆者の経験では，徘徊と思われる事態が3名で発生したが，いずれも自宅から100〜200mのところで近所の人に会い，無事に連れ戻された。それぞれ1回のみで収束した。このことから，自宅に認知症の家族がいることを近所の人々に知っておいてもらうことが大切であり，見守り・発見してくれる「ご近所力」が重要であることを痛感している。

◆存在しない症状

病識：自分が認知症という病気にかかっているという意識（病識）に乏しく，深刻感がない。

運動機能障害：軽度〜中等度の間は四肢の麻痺や歩行障害などはみられず，相当に進行して重度になるまでは歩行はできるし（だから徘徊が可能なのである），自転車などにも乗ることができる。

6-2 レビー小体型認知症

図12

レビー小体型認知症とアルツハイマー型認知症との比較

	レビー小体型認知症	アルツハイマー型認知症
性差	男性に多い	女性に多い
記憶障害	初期には軽い	はじめからある しまい忘れ，捜し物
病歴	レム睡眠行動異常	（糖尿病，高血圧。高コレステロール血症，肥満）
BPSD	幻視 人物誤認 幻視に伴う妄想	物盗られ妄想
病状の動揺	（＋＋＋） 日内変動（＋），日差変動（＋）	（－） ゆっくりと進行する
運動障害	パーキンソニズム	重度になるまではない
その他	中枢神経作用薬への過敏性	

　レビー小体型認知症は，アルツハイマー型認知症に次いで頻度の多いもので，両者の比較を 図12 にまとめた。レビー小体型認知症の症状は 図9 に示した4項目を覚えれば，それで十分といっても過言ではない。以下に少し詳しく解説する。

(1) 具体的なリアルな幻視

　幻覚や幻聴ではなく「幻視」である。人の姿が見えたり動物が見えたりするが，典型的な例では人が出てくる。知っている人の場合もあるし，知らない人の場合もある。人数は一人のこともあり，大勢のこともある。部屋の中に人が立っている（部屋の中に吊されているコートの誤認のこともある），部屋にネコが座っている（座布団を誤認している場合もある），寝ようとすると誰かが先に布団に入っているので寝られない，などの訴えが多い。時には，玄関を出ると子どもが大勢並んでいる，皆でワッショイ～とお祭りをしている，などの訴えをすることもある。また，誰も

居ない部屋の空間に向かって患者がうれしそうに話をしていることもある（サラリーマン時代の同僚が"訪ねて来て"話をしているのだとのこと）。

まれには，床に川のように「水が流れている」という幻視もある。患者はこのことを言うとおかしいと言われると思っているらしく，患者のほうから診察医に対して自分から申告することはほとんどないので，診察医のほうから尋ねる必要がある。

多くの場合，患者から幻視の訴えはなく，こちらから質問して初めて幻視の存在が明らかになることが多いので，「人影が見えることはありませんか？」「動物が見えることはありませんか？」「電気のコードが蛇のように見えたことはありませんか？」「床に水が流れているように見えることがありませんか？」と積極的に，しかも具体的に質問する必要がある。

幻視に関しては，幻視が見えていても，そのうちに本人が訴えなくなる場合がある。しかし，消えてなくなっているのではなくて，「幻視だ」ということを本人が理解してあまり強く訴えなくなるのであって，なくなってしまっていることは比較的少ない。薬剤によって少し減らすことは可能であるが，ゼロになることはなかなか難しい。幻視を訴えないからといってなくなっていると思うのは間違いである。

(2) 動揺する認知機能障害

多くの場合，認知機能，幻視，パーキンソニズムなどの症状が比較的よい日が2〜3日続き，その後2〜3日は認知症機能が非常に低下した日が続き，症状に大きな変動あるいは動揺がある。時には，1日の中で，同じように症状に高低の動揺がみられる。

(3) パーキンソニズム

神経学的診察は必ずしも必要でない。診察室に入ってきた患者が，動作がゆっくりで，小股歩行，やや前屈みの姿勢，腕の振りが少ないなどの外見でパーキンソン症状を疑うことは難しくない。通常，安静時振戦はない。

(4) レム睡眠行動異常 (REM sleep behavior disorder；RBD)

認知機能低下が発症する10年以上前からレム睡眠行動異常がみられる例が多い。レム睡眠行動異常は，夜中に大きな声を出して，夢を見た状態で大声を出して口論やけんかをすることが多い。夜中に急に起き上がって文句を言ったり，けんか腰で暴れたりするという症状である。レム睡眠行動異常のあった人が，10年，あるいは十数年経ってレビー小体型認知症になってくることが多い。患者の家族，あるいは

本人もレム睡眠行動異常のことは自ら述べることはほとんどない。こちらから「具合が悪くなる前に，10年前くらいから，夜中に大声で寝言を言ったり立ち上がったりしていませんでしたか」と聞かないかぎりなかなか本人も家族も言わない。レビー小体型認知症を疑った場合には，必ずこのような具体的な聞き方で，本人あるいは患者の家族，ことに配偶者に聞くことが重要である。

6-3 前頭側頭型認知症

　前頭側頭型認知症（frontotemporal dementia；FTD）に関する用語は最近少し混乱している（下記の「メモ」を参照）。前頭側頭型認知症は当初から人格変化や情緒障害と社会的行動障害（反社会的な行動を繰り返す），常同行動，落ち着きのなさ（無関心・意欲低下と共存してみられることが多い）などを示すことから，家族もただ事でないと感じるので，非専門医であるかかりつけ医の外来を受診することはほとんどない。

　筆者の経験症例の概略を述べると，奥さんが入院したために独居となり自宅で暮らせなくなった70歳代の男性が施設に入所した。ところが，夜になると他の人の部屋のドアを次々に開けてのぞいて回り，食事時になると他の人の分の食事を取って食べてしまったり，外出できないように鍵を掛けておくと，こじ開けて外に出たりということで，施設側がたいへんに困って精神科の病院にお願いした。つまり，この症例からわかるように，人格・性格の変化と他者への共感の欠如などによって，とてつもない行動をとるので，かかりつけ医の守備範囲からは外れている。前頭側頭型認知症は認知症のなかではきわめて頻度が低いし，上記のようにすぐに気がつく症状を示すので，疑いをもてば認知症専門の医療機関に紹介するほうがよい。

　最近では，病理学的な観点から専門書ではこのタイプの認知症の総称として，前頭側頭葉変性症（frontotemporal lobe degeneration；FTLD）としてまとめ，そのなかに行動異常型前頭側頭型認知症（behavioral variant of frontotemporal dementia：bvFTD），意味性認知症（semantic dementia；SD），進行性非流暢性失語（progressive non-fluent aphasia；PNFA）の3者を含めている。臨床的には前頭側頭型認知症（FTD）という言葉で全体をまとめることが多い。

6-4 血管性認知症

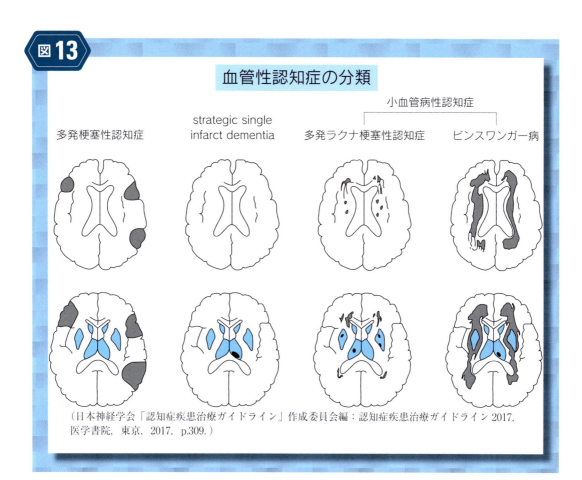

図13 血管性認知症の分類

（日本神経学会「認知症疾患治療ガイドライン」作成委員会編：認知症疾患治療ガイドライン 2017, 医学書院, 東京, 2017, p.309.）

　上記のアルツハイマー型認知症，レビー小体型認知症，前頭側頭型認知症の3つの疾患は脳神経細胞が慢性的に障害される変性疾患である。これらとは違って，血管性認知症（vascular dementia；VaD）はさまざまなタイプがあるが 図13 ，認知症と脳血管障害との間に因果関係がある場合に診断される。したがって，診断基準は，①認知症がある，②脳血管障害がある，③両者に因果関係があるという3点を満たす必要がある。

　脳血管障害を出発点として起こる認知症なので，大きな脳梗塞や脳出血などが起これば手足に麻痺が生じるし，認知機能も低下するのでわかりやすい。アルツハイマー型認知症が潜在性に発症して緩徐に進行するのに対して，血管性認知症は急性発症から潜在性発症までさまざまな発症形式があり，さらに経過も，階段状進行型，突発顕性型，緩徐進行型など多様である 図14 。

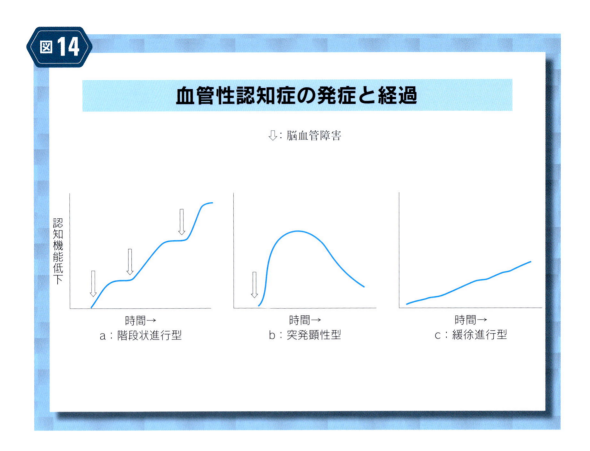

脳血管障害の原因がさまざまであるので、いくつかのタイプに分けられる 図13 。

(1) 多発梗塞性認知症

血栓あるいは塞栓によって脳動脈が閉塞されて、大脳皮質、皮質下領域を含む比較的大きな梗塞巣によるもの。急性に発症して段階的に進行する。

(2) 戦略的な部位の単一病変によるVaD (strategic single infarct dementia)

認知機能に関係の深い重要な脳部位（視床、海馬、帯状回など）の梗塞によって急性に発症する。

(3) 小血管病性認知症

脳内の小血管の虚血性病変によって生じるもので、潜在性に発症して緩徐に進行する。このタイプには、多発ラクナ梗塞（穿通枝の閉塞が基底核や深部白質に多発したもの）性認知症とビンスワンガー病（大脳白質の広範にびまん性の脱髄による）の2つが含まれる。

図15 血管性認知症各タイプの典型的な脳画像

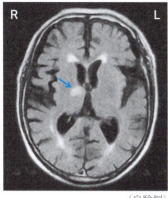

a：strategic single infarct dementia
（MRI/FLAIR 画像）
右視床前内側部に梗塞巣が認められる（矢印）
（自験例）

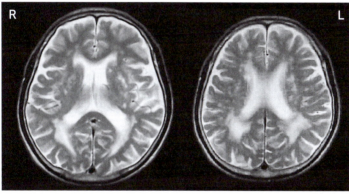

b：多発ラクナ梗塞性認知症
（T2 強調画像）
両側被殻〜放線冠・両側大脳半球深部白質に陳旧性ラクナ梗塞の多発と慢性虚血性変化を認める
（自験例）

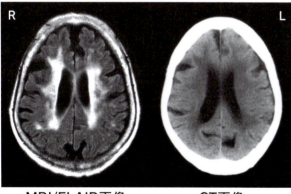

MRI/FLAIR画像　　CT画像

c：ビンスワンガー病
MRI 画像で大脳皮質下・深部白質，脳室周囲に広範な融合傾向を示す高信号を認める。CT 画像では，脳室周辺の白質にびまん性に広がる低吸収域（慢性虚血部位）がみられる

（高松神経内科クリニック院長　山本光利先生提供）

そのほかに，著明な低血圧などにより脳血流が低下したことによって生じる認知症などもある。

　血管性認知症の多くは脳内血管の障害によって生じて進行するが，アルツハイマー型認知症などのように，少しずつゆっくりと進行していくのではなくて，がくっと悪くなり，またがくっと悪くなり，階段状に進行する特徴がある。さらに，手足に軽い麻痺が認められればわかりやすい。

　神経細胞の変性によって生じる上記の3つの認知症，とくにアルツハイマー型認知症などに血管性認知症が併存している場合があるので，少しほかの認知症のタイプとは扱いが異なる。大きな脳梗塞・脳出血では，先に述べたように簡単にわかるうえ，少しずつ，できることとできないこととが共存するので（まだら認知症），血管性認知症を診断することはできる。しかし，CTやMRIで小さな脳梗塞がたくさんみられて認知症があるときに，血管性認知症なのか，アルツハイマー型認知症に単に脳血管障害が合併しているだけなのか，ということの区別はなかなか困難である。その場合には，アルツハイマー型認知症＋血管性認知症と考えて対応するのがよい。

　図15は上記の各タイプの脳MRI/CT画像をまとめたもので，血管性認知症のタイプを理解しやすい。

7 軽度認知障害（MCI）

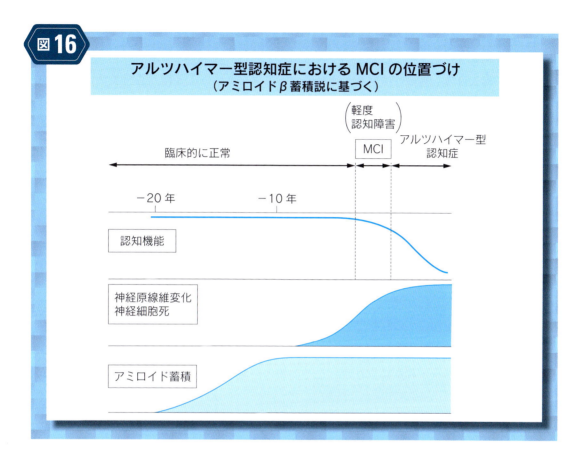

図16 アルツハイマー型認知症におけるMCIの位置づけ（アミロイドβ蓄積説に基づく）

　最近，軽度認知障害（mild cognitive impairment；MCI）という言葉がしばしば使われているが，この概念は少しあいまいである．つまり，認知症ではないけれども正常ではない，その中間の状態ということである．ただでさえ，数値的な基準がないために認知症の診療に参加するのが難しいといわれるなかで，さらにそれがあいまいで，認知症でなく正常でないような病態というのはなかなか理解するのは難しい．

　もの忘れの自覚はあるし，年齢や教育歴に比べて記憶障害が目立つが，しかし認知症の定義に当てはまるような日常生活の支障がないことが診断基準とされている．しかし，MCIと診断された患者は，1年後には10〜15%が認知症に移行するとされており（ごく最近，3年後には60%が認知症に移行するとの報告もなされた），認知症の予備軍あるいはすでに潜在的に認知症が始まっているという理解のほうが

対応しやすい。

　MCIの根拠として，しばしば認知症の発症の15〜20年前から脳内に異常タンパクアミロイドβの蓄積が起こりはじめて，それがだんだんと増えていってアルツハイマー型認知症になると考えられている 図16 。翻って考えると，MCIと現在呼ばれているような病態は，すでに少しずつ潜在的に認知症が始まっていると解釈することもできる。

　本人自ら，あるいは家族が連れて受診に来たということは，日常生活に支障はない，もの忘れだけでほかに症状がない，と表向きはいうものの，実は家族や本人は困りはじめているということであるから，潜在的に，非常に軽いがすでに認知症が始まっているという考え方で対応するほうがよいと筆者は考えている。

　本当に非常に軽そうであれば，「半年後にもう一度診ましょう。それまでは様子をみましょう」という対応か，あるいはアルツハイマー型認知症の可能性が少しでもあるのであれば，「すでに少しずつ認知症が始まっているようですから，それなりの対応をしましょう」といって非薬物療法（51ページ参照）の早期指導，あるいは適応外ではあるが抗認知症薬による薬物療法を考えるほうがよいと考える。

　（なお，MCIと診断された患者に二重盲検で追跡した結果では，3年後のアルツハイマー型認知症への移行はドネペジル群とプラセボ群の間で有意差はなかったが，開始6〜12カ月まではドネペジル群ではプラセボ群に比較してアルツハイマー型認知症への移行が有意に少なかったとの報告がある[1]。）

文　献

1) Barnes, D. E., Yaffe, K. : Vitamin E and donepezil for treatment of mild cognitive impairment. N. Engl. J. Med., 353 : 951-952, 2005.

8 診断の手順

図17

診断手順

1. 情報収集（問診，テスト式検査など）
    1) 家族などからの情報（問診票の利用）
    2) 患者の問診
    3) テスト式認知機能検査（MMSE・HDS-R）
    4) さらに，家族などからの情報（ADL など）
2. 内科的診療
3. 治せる認知症を見逃さないための検査
    1) 画像検査（CT で十分）
    2) 生化学検査

　診断の手順は，**図17**に示した項目をすべて順に行う必要がある。① 情報収集は本人と家族の問診やテスト式認知機能検査などで行う。② 内科的な，あるいは身体的な診察は必要である。③ 治せる認知症を見逃さないための画像検査や生化学検査は初診では必須である。

8-1 家族などからの情報（もの忘れ外来問診票）

図 18-1

もの忘れ外来問診票（1）

記入日 [　　　年　月　日]

患者さんの名前 [　　　　　　　　　]　　年齢（　　歳）

生活を共にしている家族の人数（患者さんを含めて）　[　　　　　　]人

記入者 [　　　　　　　　　]　　患者さんとの続柄 [　　　　　　]

◆ 以下の質問について，「はい」あるいは「いいえ」に○印でお答え下さい

1	人の名前や物の名前が思い出せなくなった	はい・いいえ
2	同じことを何回も聞く・言う	はい・いいえ
3	置き忘れ，しまい忘れが増えていつも捜し物をしている	はい・いいえ
4	テレビ番組の内容が理解できなくなった	はい・いいえ
5	買い物などでお金の計算ができない	はい・いいえ
6	約束の日時や時間を間違えるようになった	はい・いいえ
7	何もせず，家でじっとしてることが多くなった	はい・いいえ
8	趣味や好きなことをしなくなった	はい・いいえ
9	外出したがらず，人づき合いをしたがらない	はい・いいえ
10	下着を替えず，身なりがだらしなくなった	はい・いいえ
11	怒りっぽい。ささいなことですぐに怒る	はい・いいえ
12	お金や物を盗まれた，誰かにとられたと言うことがある	はい・いいえ
13	シャツやズボンをきちんと着ることができない	はい・いいえ
14	外出すると迷子になる。1人で家に帰れない	はい・いいえ
15	ガスの消し忘れなど，火の不始末がある	はい・いいえ
16	実際には居ない人や動物が見えると訴える	はい・いいえ
17	夕方になると落ち着かない。夜中に大声をあげる	はい・いいえ

◆ その他 [具体的に書いて下さい：　　　　　　　　　　　　　　　]

[川畑式問診票（2018）[1]を一部改変]

図 18-2

もの忘れ外来問診票（2）

◆ ご家族（あるいは介護者）からみた印象をお答え下さい

1 「最初に」気がついたのはどのような症状ですか？
　　　もの忘れ（置き忘れ，しまい忘れ）　　同じことを何回も聞く/言う
　　　自分から行動しない　　怒りっぽい　　ものを盗まれた
　　　その他（　　　　　　　　）

2 上の（1）でみられた症状に気がついたのはいつですか？
　　　＿＿歳ころ　　はっきりわからない　　＿＿頃から急に悪くなった

3 上の（1）でみられた症状は，その後どのように変化していますか？
　　　だんだん悪くなっている　　あまり変化がない　　日によって症状に波がある

4 もの忘れ症状に対して患者さんは気にしていますか？
　　　気にしている　　　あまり気にしていない（無頓着である）

5 「現在」みなさんがもっとも困っていることは何ですか？
　　　もの忘れ　　ボーッとしていて何もしない　　すぐ怒る　　暴力行為　　夜寝ない
　　　徘徊（はいかい）　　妄想（もうそう）　　幻視　　その他（　　　　　　　　）
　　　さほど困っていない

［川畑式問診票(2018)[1]を一部改変］

　家族などから情報を得るには問診票を利用すると便利である。図 18-1, 2 にもの忘れ外来問診票の一例を示す。これは川畑信也先生の著書[1]の問診票を変更したものである。もの忘れ外来問診票（1）では，17項目は川畑先生のオリジナルと同じ問診の数であるが，文章や順番をいくつか入れ替えてある。質問の順番を変更したのはもの忘れ・判断力・意欲低下・精神……などのグループにまとめるためである 図 19 。

　もの忘れ外来問診票（2）は，同じく川畑先生の著書の問診票を改変したもので，原著では血管性認知症の可能性も問うような形式になっていたのを，筆者がアルツハイマー型認知症だけに特化するように変更したものである。

　もの忘れ外来問診票（3）図 20 は，筆者が作ったものである。もっとも知りた

図19

もの忘れ外来問診票（1）

記入日［　　　年　　月　　日］

患者さんの名前［　　　　　　　　　］　　年齢（　　歳）

生活を共にしている家族の人数（患者さんを含めて）　［　　　　　　］人

記入者［　　　　　　　　　］　　患者さんとの続柄［　　　　　　］

◆ 以下の質問について，「はい」あるいは「いいえ」に○印でお答え下さい。

1　人の名前や物の名前が思い出せなくなった　　　　　　　　　　　はい・いいえ　《もの忘れ》
2　同じことを何回も聞く・言う　　　　　　　　　　　　　　　　　はい・いいえ
3　置き忘れ，しまい忘れが増えていつも捜し物をしている　　　　　はい・いいえ
4　テレビ番組の内容が理解できなくなった　　　　　　　　　　　　はい・いいえ　《理解力・判断力》
5　買い物などでお金の計算ができない　　　　　　　　　　　　　　はい・いいえ
6　約束の日時や時間を間違えるようになった　　　　　　　　　　　はい・いいえ
7　何もせず，家でじっとしてることが多くなった　　　　　　　　　はい・いいえ　《意欲低下》
8　趣味や好きなことをしなくなった　　　　　　　　　　　　　　　はい・いいえ
9　外出したがらず，人付き合いをしたがらない　　　　　　　　　　はい・いいえ
10　下着を替えず，身なりがだらしなくなった　　　　　　　　　　　はい・いいえ
11　怒りっぽい。ささいなことですぐに怒る　　　　　　　　　　　　はい・いいえ　《人格》
12　お金や物を盗まれた，誰かにとられたと言うことがある　　　　　はい・いいえ
13　シャツやズボンをきちんと着ることができない　　　　　　　　　はい・いいえ　《行動・生活》
15　外出すると迷子になる。1人で家に帰れない　　　　　　　　　　はい・いいえ
14　ガスの消し忘れなど，火の不始末がある　　　　　　　　　　　　はい・いいえ
16　実際には居ない人や動物が見えると訴える　　　　　　　　　　　はい・いいえ　《精神》
17　夕方になると落ち着かない。夜中に大声をあげる　　　　　　　　はい・いいえ

◆ その他［具体的に書いて下さい：　　　　　　　　　　　　　　　］

いのは，子どもの人数とその人の名前・生年月日・今どこに住んでいるかである。これは問診で直接本人から聞くことは可能であるが，時間がかかるので前もって家族に記入してもらっている。このもの忘れ外来問診票（3）にある子どものことについては，後々，診察で有用な情報になるので，ぜひ記入してもらう。この（1）〜（3）のもの忘れ外来問診票を家族に書いてもらっている間に，患者自身には別室で次に述べるテスト形式の認知機能検査を行う。

図20

もの忘れ外来問診票（3）

＜1＞ 子どもの人数は何人ですか？
　　　　★ _____人

	名　前（ふりがな）	性別	生年月日	現住所（県市まで） ［同一市内の場合は町名まで］
1	（　　　）	男・女	昭和・平成 　　年　　月　　日	
2	（　　　）	男・女	昭和・平成 　　年　　月　　日	
3	（　　　）	男・女	昭和・平成 　　年　　月　　日	
4	（　　　）	男・女	昭和・平成 　　年　　月　　日	

＜2＞ 配偶者について
　　　生年月日：（大正・昭和　　年　　月　　日）
　　　すでに亡くなっている場合：
　　　　　　亡くなった時期（または年齢）：_____
　　　　　　亡くなった原因：_____

＜3＞ 患者さんご本人は何人兄弟の何番目ですか？
　　　　_____人兄弟の_____番目

8-2 患者の問診

図21

患者の問診（項目）

× 警察の取り調べではない！
○ とぼけて聞くのがコツ

- 診察当日の日付，曜日，季節
- 前日の夕食（当日の昼食）は何を食べたか？
- 今朝は何時に起床したか？ いつも寝るのは何時ころ？
- 付き添い人の名前（その漢字）・続柄・生年月日
- 子どもの人数（性別・生年月日・今どこに住んでいるか）
- 本人は何人兄弟の，何番目か？
- 連れあいの生年月日（子どもの生年月日よりも先に忘れる）
- 本人の生年月日
- デイサービスには週に何回通う？ 何曜日？
- 家に居る日には，何をしていますか？

　患者の問診は，かかりつけ医がもっとも得意とするところである。取り調べのように質問したいことを順番に聞いていくということは好ましくない。例えば，「今朝，朝ご飯は何を食べましたか」「今朝は何時に起きましたか」というふうに直截的に質問するのはぜひ避けたい。今朝何時に起きたか，何を食べたかというのを上手に聞くには，自分の例にたとえて「とぼけて聞く」のがコツである。例えば，患者の前で大きなあくびをして，「ア〜。昨日面白いテレビがあって，夜中までずっとテレビ見ていて朝寝坊しちゃってね。寝不足で眠い〜。で，ハナコさん，今朝何時ころ起きました？　えっ，5時？　そりゃ寒いし暗いでしょう。すぐ起きたら寒くて困るでしょう。ああそうですか，6時になってから着替えるの？　それで，すぐに朝ご飯を食べるのですか？　なるほど，6時から食事の支度をして，それから朝ご飯食べるのですね。今朝のご飯，何を作ったのですか？」というふうに，かかりつけ医自身の日常生活をからめて，何気ないふりをして聞くことがコツである。

図21に示した項目の中でとくに大切なのは，付き添いの人の名前，その漢字，続柄，生年月日，年齢など。それから，本人の産み育てた子どもの人数，性別。何人子どもがいて，生年月日はいつか，今どこに住んでいるか。これは問診票（3）で聞いておくと便利であるが，それを念頭に置いてさりげなく聞いていくとよい。本人が何人兄弟の何番目かということも重要である。自分の子どもの人数と自分が何人兄弟かということを混同しているか，あるいはちゃんと区別できているかということを見定めるために必要である。

　もう1つ大事なのは，デイサービスに週何回通っているか。これを即答で「週2回，火・金です」という答えが返ってきたら，取り繕いの可能性が高い。なぜか「週2回，火・金」と答える人が認知症の人に多いのが不思議である。

　生年月日については，例外はあるが，女性の場合には自分の産んだ子どもの生年月日はよく覚えている。そして最初に忘れるのは夫の生年月日である。夫は他人であったので夫の生年月日は最初に忘れることが多い。最後まで残るのが本人の生年月日という順番になる。例外はあるが，女性の場合はとくにこの順番で忘れるのが圧倒的に多い。

　この患者自身への問診の途中あるいは最後に，手持ちぶさたなので簡単なテストをするとよい。テストにはいろいろあるが，もっとも使いやすく，簡便でしかも感度も良好である山口キツネ・ハト模倣テスト[2]（以下，キツネ・ハト模倣テストと略す；93〜94ページ，**図53**参照）がよい。

8-3 テスト式認知機能検査

図 22-1

Mini-Mental State Examination (MMSE)

実施日　　年　　月　　日

質問内容		得点
1（5点）	今年は何年ですか	0　　1
	今の季節は何ですか	0　　1
	今日は何曜日ですか	0　　1
	今日は何月ですか	0　　1
	今日は何日ですか	0　　1
2（5点）	ここは何県ですか	0　　1
	ここは何市ですか	0　　1
	ここは何病院ですか	0　　1
	ここは何階ですか	0　　1
	ここは何地方ですか	0　　1
3（3点）	物品名3個（相互に無関係） 検者は物の名前を1秒間に1個ずつ言う その後，被験者に繰り返させる 正答は1個につき1点を与える 3個すべて言うまで繰り返す（6回まで） 何回繰り返したかを記せ　　　　　　回	0　1　2　3
4（5点）	100から順に7を引く（5回まで間違えても繰り返すこと。合っている段階ごとに1点） 「フジノヤマ」を逆唱させる	0　1　2　3　4　5
5（3点）	3で提示した物品名を再度復唱させる	0　1　2　3
6（2点）	（時計を見せながら）これは何ですか （鉛筆を見せながら）これは何ですか	0　1　2
7（1点）	次の文章を繰り返す 「みんなで力を合わせて綱を引きます」	0　　1
8（3点）	（3段階の命令） 「右手にこの紙を持ってください」 「それを半分に折りたたんでください」 「机の上に置いてください」	0　1　2　3
9（1点）	（次の文章を読んで，その指示に従ってください） 「眼を閉じなさい」	0　　1
10（1点）	（何か文章を書いてください）	0　　1
11（1点）	（次の図形を書いてください）　　別紙へ	0　　1
	合計得点	/30点

図 22-2

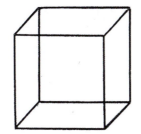
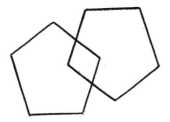

10時10分の時計の絵をかいてください。

　テスト式認知機能検査としては Mini-Mental State Examination（MMSE）[3]と改訂長谷川式簡易認知評価スケール（HDS-R）がよく使われている。両者は，認知症を発見するのに便利な方法として開発されたものである。現在では，正常とアルツハイマー型認知症との区別をもっともよく検出できるという目的には HDS-R が優れ，MMSE は病状が漸次進行していくのを高感度に検出できるテストであると考えられている。

　MMSE は 30 点満点中 23 点以下を認知症の疑いとし，HDS-R では 30 点満点中 20 点以下を認知症の疑いとしている。筆者は両方同時に行うこともあるが，主にMMSE を用いている 図 22-1 。1つには，国際的ないろいろな基準に照らして比較できるという点と，上述のように，少しずつ病状が進行していく過程を点数として追跡できる点が優れていると思うからである。

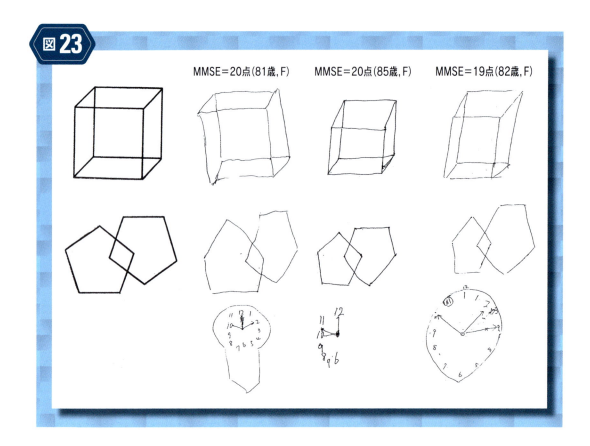

図23

　図22-2に示したように，図形の模写テストについては別の紙を用意して，立方体透視図と五角形重なり図の模写，そして，最下段の空白のところには10時10分の時計の絵を描いてもらう．この3つを同時に行っている．

　これらの描画テストは，① 立方体透視図テスト：一部の日本語版MMSEで使用されているもの，② 五角形重なり図テスト：MMSEの原著で使用されているもの，③ 時計描画テスト：75歳以上の自動車運転免許更新希望者に課せられる認知機能検査の一部として用いられているもの，の3種類である．

　この3つの図形の描画テストを同時に行うのは，簡便かつ感度がよく，**図23**に示したように，MMSE 20点程度では，約半数の症例で時計の描画テストはできないが立方体透視図は可能で，もちろん五角形の重なり図は可能である．一方，MMSEが15〜16点までに低下し，中等度の認知症になった場合には，時計の描画テストはもちろんできないが，立方体透視図も不可能になる**図24**．最後に残されたのが五角形重なり図である．MMSEのオリジナル版で使われている五角形重なり図テストは，MMSEが10点以下になると，突然ほぼ全員ができなくなるので**図24右**，軽症や中等度の認知症を検出するのにはあまり優れていない．した

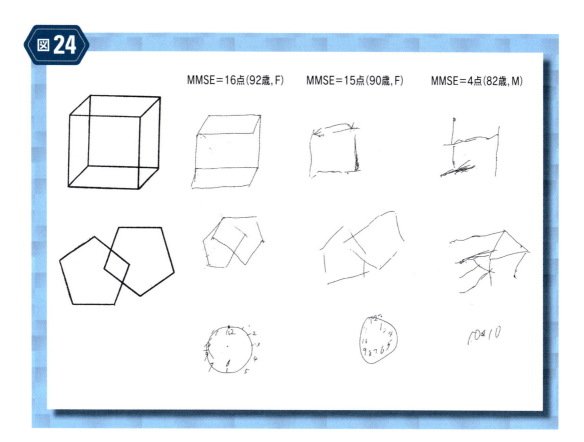

図24

がって，軽症の時点からできなくなる時計描画テストと中等度でできなくなる立方体透視図，そして，高度になって初めてできなくなる五角形の重なり図，この3つを同時に行うことが認知症の程度を推定するのに有用である[4]。

　この描画テストのところだけを3つ同時に行っても所要時間は2分程度であるので簡便であり，長期診療中の途中で認知機能の程度を簡便に推定するための診察補助ツールとして有用である。MMSEやHDS-Rは毎月のように，あるいは2～3カ月ごとに行うものではなく，1年～1年半に一度程度行うものであるので，その間の診察の折には2分程度ですむこの3種描画テストを同時に施行するとよい。

　とくに時計描画テストができないことを目の当たりにした家族は，驚き，改めて認知機能が低下していることを実感として受け止めるようになる。例えば，初めて診察に来た患者で，この時計の絵が描けなかったときに，娘さんが大声で「お母さん，どうしたの！　時計の絵も描けないの……，どうしたの，しっかりしてよお母さん！」と叫ぶことがある。単に少しもの忘れをしている程度だと考えていた家族に，認知機能が相当に低下していることを実感として認識してもらえるツールとしてもこの時計描画テストは有用である。

8-4 さらなる家族からの情報収集（ADL）

図25

日常生活動作（ADL）
Activities of Daily Living

（毎日の生活のなかで，誰もが当たり前に遂行している動作や活動）

1．**手段的日常生活動作（IADL：Instrumental ADL）**
   （自立した社会生活・日常生活に必要な能力）
   1）家庭**外**でのIADL──社会とのつながり-①
   2）家庭**内**でのIADL──家庭内-②

2．**基本的**（身体的）日常生活動作（**BADL**：Basic ADL）──自分自身-③
   （身の回りの動作を自立して行う能力）

　日常生活動作（ADL）に関しては家族から情報収集をする必要がある。これは，用紙を渡して家族に記入してもらうと，重症であるという判定になりやすいので，必ず面談をして聞き取る必要がある。ADLは，① 手段的ADLと，② 基本的あるいは身体的ADLの2つに分けられる **図25**。

　手段的ADLは，日常生活がどの程度できるかどうかということを1語で表す言葉としてIADL（Instrumental ADL）という略語が使われることが多い **図25**，**図26**。このIADLは2つに分けられ，社会とのつながりが可能な家庭外でのIADLが自立しているかどうか。つまり，タクシーを呼んで外出することができ，銀行へ行って，ATMが使えて，スーパーで自分で買い物ができて，また帰ってこられるという場合は，家庭外のIADLが自立している。この場合には独居が可能である。

図26

日常生活動作（ADL）

記入日［　　　年　月　日］
記入者［　　　　　　　　］

◆ *日常生活動作（ADL）について，できるかどうかを（　）内に ○，△，× で記入して下さい*

　　　　　　　　　　　　　　　　　　　　　一人でできる：○
　　　　　　　　　　　　　　　　　　　　　介助が必要：△
　　　　　　　　　　　　　　　　　　　　　できない：×

[1]　手段的日常生活動作（IADL）

　　[1-1]　家庭外でのIADL
　　　① バスや電車を使って外出する　　　　　　　　（　）
　　　② スーパーやコンビニに行って買い物をする　　（　）
　　　③ ATMを利用したり，貯金をおろしたりできる　（　）
　　　④ 家賃や公共料金の支払いをする　　　　　　　（　）

　　[1-2]　家庭内でのIADL
　　　① テレビやエアコンのリモコンを使う　　　　　　（　）
　　　② 自分から電話をかける　　　　　　　　　　　　（　）
　　　③ 決まった時間に決められた量のクスリを内服する（　）
　　　④ 季節や場面に合った洋服を選ぶ　　　　　　　　（　）

[2]　基本的（身体的）日常生活動作（BADL）

　　　① ひとりで食事を食べられる　　　　　　（　）
　　　② トイレで排泄，後始末をする　　　　　（　）
　　　③ 洗面，歯磨き，身だしなみを整える　　（　）
　　　④ ひとりで入浴する　　　　　　　　　　（　）

　家庭内のIADLは，お金の管理，自分の薬を自分できちんと時間どおりに飲めるなど，自分のことに関してはすべてのことができる場合に，家庭内のIADLが自立していると考える。この場合には同居の家族が仕事に出かけていても，日中は独居生活が可能である。

　基本的あるいは身体的ADL（Basic ADL；BADLあるいはBarthel Index）は，

図 27

The Dementia Assessment Sheet for Community-based Integrated Care System-21 items (DASC-21)

記入日　　年　月　日

ご本人の氏名：	生年月日：　　年　　月　　日（　　歳）	男 ・ 女	独居 ・ 同居
本人以外の情報提供者氏名：　（本人との続柄：　　）	記入者氏名：　（所属・職種：　　）		

		1点	2点	3点	4点	評価項目		備考欄
A	もの忘れが多いと感じますか	1. 感じない	2. 少し感じる	3. 感じる	4. とても感じる	導入の質問（採点せず）		
B	1年前と比べて、もの忘れが増えたと感じますか	1. 感じない	2. 少し感じる	3. 感じる	4. とても感じる			
1	財布や鍵など、物を置いた場所がわからなくなることがありますか	1. まったくない	2. ときどきある	3. 頻繁にある	4. いつもそうだ	記憶	近時記憶	
2	5分前に聞いた話を思い出せないことがありますか	1. まったくない	2. ときどきある	3. 頻繁にある	4. いつもそうだ			
3	自分の生年月日がわからなくなることがありますか	1. まったくない	2. ときどきある	3. 頻繁にある	4. いつもそうだ		遠隔記憶	
4	今日が何月何日かわからないときがありますか	1. まったくない	2. ときどきある	3. 頻繁にある	4. いつもそうだ	見当識	時間	
5	自分のいる場所がどこだかわからなくなることはありますか	1. まったくない	2. ときどきある	3. 頻繁にある	4. いつもそうだ		場所	
6	道に迷って家に帰ってこられなくなることはありますか	1. まったくない	2. ときどきある	3. 頻繁にある	4. いつもそうだ		道順	
7	電気やガスや水道が止まってしまったときに、自分で適切に対処できますか	1. 問題なくできる	2. だいたいできる	3. あまりできない	4. まったくできない	問題解決判断力	問題解決	
8	一日の計画を自分で立てることができますか	1. 問題なくできる	2. だいたいできる	3. あまりできない	4. まったくできない			
9	季節や状況に合った服を自分で選ぶことができますか	1. 問題なくできる	2. だいたいできる	3. あまりできない	4. まったくできない		社会的判断力	
10	一人で買い物はできますか	1. 問題なくできる	2. だいたいできる	3. あまりできない	4. まったくできない	家庭外のIADL	買い物	
11	バスや電車、自家用車などを使って一人で外出できますか	1. 問題なくできる	2. だいたいできる	3. あまりできない	4. まったくできない		交通機関	
12	貯金の出し入れや、家賃や公共料金の支払いは一人でできますか	1. 問題なくできる	2. だいたいできる	3. あまりできない	4. まったくできない		金銭管理	
13	電話をかけることができますか	1. 問題なくできる	2. だいたいできる	3. あまりできない	4. まったくできない	家庭内のIADL	電話	
14	自分で食事の準備はできますか	1. 問題なくできる	2. だいたいできる	3. あまりできない	4. まったくできない		食事の準備	
15	自分で、薬を決まった時間に決まった分量を飲むことはできますか	1. 問題なくできる	2. だいたいできる	3. あまりできない	4. まったくできない		服薬管理	
16	入浴は一人でできますか	1. 問題なくできる	2. 見守りや声がけを要する	3. 一部介助を要する	4. 全介助を要する	身体的ADL①	入浴	
17	着替えは一人でできますか	1. 問題なくできる	2. 見守りや声がけを要する	3. 一部介助を要する	4. 全介助を要する		着替え	
18	トイレは一人でできますか	1. 問題なくできる	2. 見守りや声がけを要する	3. 一部介助を要する	4. 全介助を要する		排泄	
19	身だしなみを整えることは一人でできますか	1. 問題なくできる	2. 見守りや声がけを要する	3. 一部介助を要する	4. 全介助を要する	身体的ADL②	整容	
20	食事は一人でできますか	1. 問題なくできる	2. 見守りや声がけを要する	3. 一部介助を要する	4. 全介助を要する		食事	
21	家のなかでの移動は一人でできますか	1. 問題なくできる	2. 見守りや声がけを要する	3. 一部介助を要する	4. 全介助を要する		移動	

DASC®-21

DASC 21：（1～21項目まで）の合計点　　点/84点

一人でご飯を食べて，お風呂に入り，トイレに行って後始末ができるかどうか，下着を着替えることができるかどうかを判断するものである。つまり，これができれば何とか自立ができるが，これができなければ，ほかの人の介助に頼らなければならないので，一人で生活することは難しい。

《DASC-21》

問診に関して，記憶力障害や日時に関することなどの認知機能情報と，さらに家庭外・家庭内のIADL，さらにはBADLをすべて1枚の用紙で行うDASC-21が提案されている 図 27 。このDASC-21は，84点満点で31点以上が認知症の疑いとされている。DASC-21は家族から聞き取りをして書くという決まりになっている。筆者は家族に用紙を渡して書いてもらった場合と，職員が面接しながら書いたものを比較したことがあるが，家族が書くと20点ぐらい悪い数字が出てくる。必ず対面で聞き取るべき検査である。このDASC-21を広めようとして活動を行っている地方自治体もある。

8-5 身体診察（内科的診察）

図28

身体診察（内科的診察） 必須

初診時には必ず行う

■**腕まくりして**，血圧測定を行う
　　　……皮膚の色，皮膚の張り，湿潤度……
　　　……スキンシップになる

■胸部----背面下部の聴診（必須）

■腹部触診・聴診----便秘の有無

■下腿の浮腫の有無----心不全の早期発見

　身体的診察は，初診だけでなく，毎月の受診時にも必ず行うことが重要である。もっとも大切なのは，患者に腕まくりをしてもらい，そして診察医自らが血圧測定を行うことである。大切な理由は，皮膚の乾き具合，栄養状態，貧血が起こってきたかどうかなどがわかるだけではなく，直接皮膚に触れることが患者にとっては非常に心地よいスキンシップになるからである。これは認知症に限らず，身体的な診察がおろそかになっている最近では，かかりつけ医としてはぜひこの皮膚に直接触れる伝統的な診察法を守ってほしい，というのが筆者の強い希望である。

　ある患者は，初診の身体的診察のときに腕まくりをして，手を触れて話をしたことが非常に心地よかったらしく，次の受診の当日には，自宅で急に化粧して，ネックレスをつけたりして準備をしたとのことである。認知症の人であるが，心地よかったことは覚えていて，患者にとって受診のモチベーションになったといえる。それ以外に診察する側からすれば，皮膚の様子から内科疾患の発見に非常に役立つ。

ちなみに，人間の手の能力はたいへん優れており，例えば0系の新幹線の先頭車両の中央の青い丸いドームや，打ち上げ成功率97.5%のH-Ⅱロケットの先端の部分の丸いドーム型の部分も，当初は全部職人が手仕事で作っていたのである。人間の手はきわめて優れた精度の高い感度をもっているので，ぜひそれを活用すべきである。

　認知症の患者に限らず高齢者の診療に従事していると，しばしば誤嚥性肺炎の発症に遭遇する。それを早期に発見するには胸部背面下部の聴診がもっとも有用であるので，聴診は必須である。

　腹部の触診では便秘の具合がわかるし，時には腹部大動脈瘤を発見したり，卵巣の腫瘍をみつけたりすることができるので，これもおろそかにできない。足の浮腫の有無に関しては無理にベッドに横にならなくても，患者が椅子に腰かけたままでも簡単に診ることができる。

　以上のように，ポイントを押さえて，身体的診察（内科的診察）を行うことは認知症診療において不可欠である。

文献

1) 川畑信也：かかりつけ医・非専門医のための認知症診療メソッド，第2版，南山堂，東京，2018，p.18-23.
2) 山口晴保：認知症の脳活性化リハビリテーション．老年期認知症研会誌，18：133-139，2011.
3) Folstein, M. F., Folstwin, S. E., McHugh, P. R.："Mini-mental state"：A practical method for grading the cognitive state of patients for the clinician. J. Psychiatr. Res., 12：189-198, 1975.
4) 小川紀雄，小川大輔：アルツハイマー型認知症に対する3種類の描画テスト同時施行の有用性．Ther. Res., 40：235-242, 2019.

9 鑑別すべき疾患 ——治療可能な認知症

> **図29**
>
> ### 鑑別すべき治療可能な認知症
>
> （1）画像検査でわかる治療可能な認知症
>   - 慢性硬膜下血腫
>   - 正常圧水頭症　　　…CT/MRI（CTで十分）
>   - 脳腫瘍
>
> （2）生化学検査でわかる治療可能な認知症
>   - 甲状腺機能低下症…fT_4・TSH
>   - 悪性貧血…CBC，MCV↑…ビタミンB_{12}
>
> （3）うつ病（仮性認知症）

　初診で問診や身体的な診察がすんだ後に必ずすべきことは，治療可能な認知症を発見するための画像検査と生化学検査である **図29**。

9-1 画像検査でわかる治療可能な認知症

図30　治療可能な認知症の典型的な画像

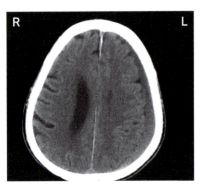

a：慢性硬膜下血腫（CT画像）
　左半球に慢性硬膜下血腫による三日月型の異常陰影を認め，mass effectのために左側脳室が狭小化している

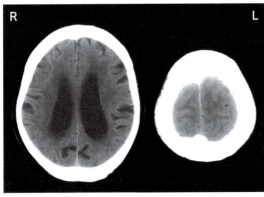

b：正常圧水頭症（CT画像）
　側脳室の拡大がみられる。さらに，高位円蓋部の脳溝とくも膜下腔の狭小化が認められれば，水頭症の診断がより確実になる

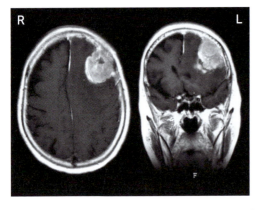

c：脳腫瘍（髄膜腫）（MRI画像）
　脳腫瘍のなかで，治療可能な認知症として出現してくるものは，主として前頭葉の髄膜腫である。高齢者に発生しやすく，しばしば明らかな神経症状を欠く

（高松神経内科クリニック院長　山本光利先生提供）

画像検査で目的としているのは，慢性硬膜下血腫，正常圧水頭症，脳腫瘍の発見である。これらの発見が目的であるので，無理に MRI でなくても，CT で十分である。地域によっては MRI 装置が近くにないが CT ならば撮れるというのであれば CT 撮影で構わない 図30 。

(1) 慢性硬膜下血腫

　転んだりしてから2～3カ月後に潜行的に慢性硬膜下血腫が生じて，認知機能が落ちてくる場合がある。転んで頭を「軽く」打った既往があれば，2～3カ月後には CT あるいは MRI で頭部を撮影する必要があることはいうまでもない。しかし，自宅の居間でちょっと尻もちをついて，頭を打った経験がない「ようだ」という家族の説明があったとしても，本当に尻もちをついただけでも慢性硬膜下血腫は起こり得るので，ぜひ画像検査を受けるべきである。

(2) 正常圧水頭症

　認知機能低下，歩行障害，尿失禁が三徴候である。これら3つの症状がバタバタバタと1～2カ月ぐらいの間にそろってきたら，臨床的には正常圧水頭症を疑う。しかも，その本人が若いころに頭にけがをしたとか，髄膜炎を患った，脳の手術をしたことがあるという既往歴があれば，正常圧水頭症の疑いが大きい。これも CT で十分にわかる。

(3) 脳腫瘍

　頭痛とか何となく頭が重い程度の症状であり，麻痺などの症状もない場合が多いので，どうしても画像検査が必要である。

　画像検査と関連してしばしば経験するのは，「○○病院で最新式の MRI で脳の写真を撮ったら，どこも悪くないと言われました」と言って，うれしそうな顔をしてやってくる患者がいることである。いくら MRI で脳の形が正常で萎縮も目立たなかったとしても，脳は機能しないことがあり得るので，以下のように説明をする。「外国製の何百万円もするピカピカの高級車でも，どこか具合が悪くて動かないことがあるでしょう。でも近所の○○商店の軽四のトラックはあちこち塗りがはげて傷だらけでも，毎日仕入れにちゃんと行っているでしょう。記憶力は写真に写らないのですよ。だから，正常に写ったのは結構だけど，それだから今はよくても，将

来もずーっと大丈夫だという保証はありませんよ」という説明が必要である。

　その逆に,「MRIを撮ってもらったら海馬が少し萎縮していると言われました」としょんぼりして来院した患者には,同じことを裏返しで説明をする。「もの忘れとか記憶は写真に写らないのですよ。少々傷がついたって,あの○○商店の軽四のトラックはすいすい動いているでしょう。形が悪くても,ちゃんと働いていたらそれでいいのです。心配しすぎないことです」と説明をする。日本人には機械信仰があり,何か立派な機械で検査するとすべてが決定的に解明できると信じる人が多いので,少し極端であっても上記のような説明をするほうがよい。

9-2 生化学的検査でわかる治療可能な認知症

　甲状腺機能低下症で認知機能が下がるということは学生用の教科書にも載っているので有名ではあるが，検査法が普及したために，ほとんどの甲状腺機能低下症はすでに治療されている。甲状腺ホルモンレベルが正常域であれば，認知機能が下がることはない。したがって，甲状腺ホルモンの低下によって認知機能が低下した症例がかかりつけ医に受診してくることは最近ではほとんどない。

　悪性貧血はビタミン B_{12} 欠乏で起こるのであるが，認知症の原因として昔はあまり注目されていなかった。最近いくつかの基幹病院では，認知機能検査をした人には自動的に甲状腺機能検査とビタミン B_{12} を測定している。

　筆者は，訴えも経歴も問診票も何もかも，まさにアルツハイマー型認知症だと考えられた症例（来院時80歳）を経験した。内科的身体的診察をする過程で腹部の手術痕を見て，「これはどうしたのか」と聞いたところ，「20年前ぐらいに胃潰瘍で血を吐いて，胃袋を全部取りました」という返事であった。すぐに採血をすると軽い貧血があり，しかもMCV（平均赤血球容積）が109 fLと高値であった（いわゆる悪性貧血）。測定した結果，ビタミン B_{12} は測定感度以下であった。患者のMMSEは20点で，3つの単語を覚えてその後で再生する遅延再生は0/3，つまりまったくできていなかった。臨床的には絵に描いたようなアルツハイマー型認知症だと思ったが，ビタミン B_{12} 欠乏による認知機能低下であることが判明した。ビタミン B_{12} の筋肉注射を繰り返したところ，1年後にはMMSEが26点，その後も正常値が続き，5年後にはMMSE 27点と，まったく正常に推移している。7年目になっても認知機能は正常であり，TV番組を録画編集してDVDに焼いて友人に提供し，あちこちに出かけて写真を撮って手製の写真集を作るなど活動的な生活を送っている。まさに治せる認知症の典型的な症例であった。

　なお，慢性胃炎の激しい場合でもビタミン B_{12} 欠乏が生じることがあるので，胃の摘出手術の既往がなくても疑えばビタミン B_{12} 濃度の測定をする必要がある。

9-3 うつ病（仮性認知症）

図31

うつ病と認知症の比較

	うつ病	認知症
発病様式	急速に発症・悪化	緩徐または不明瞭
初発症状	不自然なほど記憶力低下や知的能力の低下を強く訴える	症状を軽く言ったり，否定する
病識	あり。失望感を伴う	気づかない，悩む様子がない
知的能力	・本人が訴えるほど知的能力の低下はない ・言語理解はあり会話が可能 ・独力で身辺処理が可能	・慢性的・持続的に知的能力が低下する ・言語理解や会話が困難 ・日常生活でしばしば介助が必要
感情	悲哀，むなしい，情けない	無関心
身体症状	不眠，食欲低下	不眠
自律神経症状	（＋）	（－）
抗うつ薬の効果	（＋）	（－）

　治療可能な認知症類似の症状を示す病態のなかではうつ病がもっとも重要であり，仮性認知症と呼ばれることがある。しかし，実際の臨床の現場では，うつ病であるのかアルツハイマー型認知症による抑うつ状態・意欲低下・不安・焦燥との区別に困ることが少なくない。

　典型的なうつ病であれば，朝〜午前中には具合が悪く，夕方〜夜には元気になる。一方，アルツハイマー型認知症では夕方になるとソワソワしはじめる夕暮れ症候群（15, 17, 62ページ参照）が有名である。症状の時間的な差がはっきりしている症例では両者を区別することはさほど難しくない。両者の典型例では 図31 に示すような違いがある。しかし，このような典型的な症状を示す症例は必ずしも多くはなく，大多数は診断に苦慮する。

　両者の鑑別が困難な場合には，認知症専門医療機関あるいは精神科に患者を紹介して正確な診断を求めるほうがよい。

10 患者の家族への説明

10-1 初診/初期

図32

患者の家族へ（1）――初診/初期

（1）認知症は，脳の神経細胞が壊れるために，もの忘れや日時，場所がわからなくなる病気です。もっとも多い<u>アルツハイマー型認知症</u>のほかに，<u>レビー小体型認知症</u>などがあります

（2）アルツハイマー型認知症は<u>ゆっくりと進行する病気</u>で，軽度の段階で社会的活動が難しくなり，中等度になると，これまで慣れていた電子レンジが使えなくなるなど<u>家庭生活に支障が出てきます</u>。さらに進行すると，入浴ができないなど<u>身の回りのことを一人で行うことができなくなります</u>

（3）治療には，薬物療法と非薬物療法とがあります
　<u>薬物療法</u>――抗認知症薬により少しでも進行を遅らせるようにします。<u>進行を完全に止める効力はありません</u>
　<u>非薬物療法</u>――家族の積極的な関与，デイサービスなどによる上手な介護により，<u>よい緊張・刺激のある生活</u>を心がけましょう

　初診の患者について問診や検査を行った結果，アルツハイマー型認知症と診断できた場合には家族に説明する必要がある。その場合に，**図32**に示したような3項目をまず話す。しかし，これを全部すべて一気にしゃべることは避けたほうがよい。家族は動転していることもあり，また，一見，うなずいて理解したようにみえてい

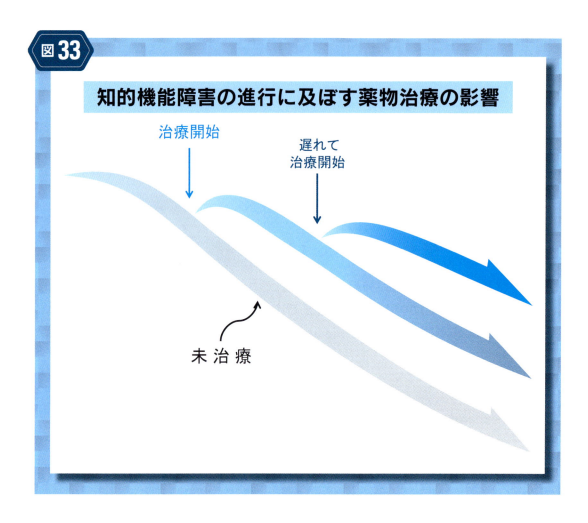

図33 知的機能障害の進行に及ぼす薬物治療の影響

ても，実は理解していない場合もあるので，まずは「認知症である」ということを確実に伝えることが大切である。

そこで，最初は落ち着いた低めの声でゆったりと「えー，ご心配なように，どうやら認知症が始まっているようですね」と伝える。そのうえで，図32に示した事柄を下記のように順番に説明していく。

(1)「認知症は，脳の神経細胞が少しずつ壊れるために，もの忘れや，日時や場所がわからなくなる病気です。いろいろなタイプがありますがもっとも多いのはアルツハイマー型認知症で，認知症全体の2/3を占めます。その次に多いのは，人影が見えたりする幻視が特徴のレビー小体型認知症です。」

(2)「そして，アルツハイマー型認知症は，少しずつゆっくりと進行していく病気ですが，進行のスピードは患者一人ひとりで異なっています。非常にゆっくり進ん

図34

介護の心構え

① 大原則――人格の尊重

② すべての能力が衰えているわけではない

③ 叱らないこと――感情の能力は残っている！

④ 環境を急に変えないこと

⑤ 情報は簡単に，~~大声で~~→「短文の呈示」

⑥ yes, but の法則

でいく場合もありますし，比較的速く進行する場合もあります。もの忘れだけでなく，テレビのリモコンや電子レンジの操作ができなくなって家庭内での生活がだんだんと困難になっていきます。さらに進むと，食事をしたりお風呂に入って自分で身体を洗ったり，トイレに行った後に後始末をすることができなくなります。もっと進行すると，ご家族の顔も判別できなくなる場合もあります。」

(3)「治療についてですが，抗認知症薬と呼ばれる薬が4種類ありますが，認知症の進行を完全に止めることはできません。少し進行のスピードが遅くなるというぐらいの効果だと思います。薬以外に大切なのは，家族の対応・介護，あるいはデイサービスの利用などによって患者さんの心が和んで，安らかに生活できるように工夫することです。薬の効果は，**図33**に示したように，何も治療しない場合は，知的機能が下がっていきますが，抗認知症薬の投与を始めますと，見た目はあまり効果がないか，あるいは少しよくなったかなという程度ですが，やがて少しずつ進行していきます。」

時々『ちっとも薬が効いてない。よくも悪くもありません』という家族の反応がある場合があるが，もしよくも悪くもないというのであれば，薬は効いているという判断になる。

　筆者の経験では，定期の診察時の会話などではあまり変化がないようにみえていても，2年後あるいは3年後にテスト式認知機能検査（MMSEなど）を行うと，驚くほど点数が下がっている場合がある。つまり，日常生活では進行が目立たないにもかかわらず，病気の中身は進行しているわけで，抗認知症薬が効いていると判断できる。抗認知症薬など効かないのだからとスタートを遅らせると，あまり大きな治療効果は期待できなくなる。最近では，なるべく早い時期から抗認知症薬を使ったほうが効果がよいといわれている。逆に，非常に進行してしまった場合には薬の効果が期待できないので，薬物療法を中止することも考慮する（77，78ページ参照）。

　抗認知症薬と並んで，あるいはそれよりも重要なのは，家族による介護である。図34 に示したような介護の心構えが必要である。とにもかくにも，ばかにしないで，本人の人格を尊重することが大前提である。そして，すべての能力が低下しているわけではないことを理解する。記憶力は低下していても，感情の能力はしっかりと残っているので，ばかにしたり叱ったりしないように気をつけるよう介護にあたる家族に繰り返し説明する。

　環境が急に変わると普段はおとなしいのに，急に人が変わったように顔つきが変わって大声で怒ったり暴力的になったりすることがある。例えば骨折などで入院したときのせん妄（17ページ参照）がこれにあたる。一見，訳のわからないことをしゃべったりするようになるが，多くの場合は回復する。しかし，時には永続的に認知機能が下がってしまう場合もあるので，できることならば環境は急に変えないほうがよい。

　患者の言うことが間違っていても，頭から否定してはならない。まずはそうね（yes）と賛同しておいて，少し間をおいてから，しかし（but），と言って正しい方向に導いていくのがよい。

　アルツハイマー型認知症の患者を介護している家族や介護職員から，何回指示をしてもすぐに忘れる，指示が伝わらない，という言葉をしばしば聞く。一般にいわれている対応法は，「情報は簡単にする」ということである。軽度や中等度の場合には，指示をなるべく簡単な言葉で大きな声で言えば通じることがある。しかし，重度にまで進行したアルツハイマー型認知症の患者には，一生懸命情報を伝えようと

図35

「短文を呈示する」場合の文章カードの実例

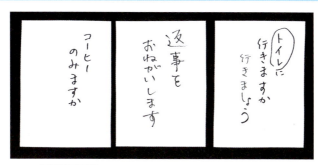

MMSE
#9 文章を読んで，その指示に従って下さい

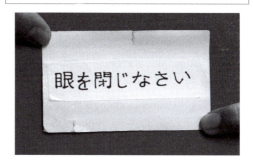

して大きな声でゆっくり話しても一向に通じない。

　ところが，重度の患者に対しては2行程度の短い文章 図35 を見せる，すなわち「呈示する」と意外に簡単に指示が通じることを経験した[1]。このときに以下のことに気がついた。MMSEには11問の設問があるが，そのうちの9問目のところに，「次の文章を読んで，その指示に従って下さい。──『目を閉じなさい』」というのがある。この指示は「目を閉じなさい」という短文である。いくら「目を閉じなさい」と大声で言っても，重度の認知症の人には通じないが，「目を閉じなさい」という文字を呈示すれば，意外にも容易に指示が伝わる。筆者のクリニックで行った55症例のMMSEテストの結果，重度と判定されるMMSEが10点以下の症例が8症例あり，そのうちの実に7症例がこの第9問の「目を閉じなさい」という行為ができていた。興味深いのは，MMSEがわずか1点しか取れなかった患者のその1点は，実は，この文章を見て「目を閉じなさい」ということが可能であった症例で

あった。

　短い文章であっても，耳から音として入力された場合には，「メヲ」「トジ」「ナサイ」，という音を瞬時に具体的な単語をイメージしてさらに文章化して理解しなくてはならない。認知症でなければ，この3つの要素を一瞬のうちに理解して実行できる。ところが重度の認知症患者にとっては困難な作業だろうと想像できる。一方，『目を閉じなさい』という文章を呈示された場合には，すでに文章化されているので，小学校から文字を習い，何十年も使用してきた日本語であるから，容易に内容を理解して指示を実行できるものと思われる。例えば食材を並べておいて，「さあ，どんなおかずかを想像してください」と言われて何かわからなくても，おかずとしてできあがって，「さあ，食べなさい」と言われたら，おかずであることが理解できる。それと同じで，たとえ短い文章であっても，大きな声であっても，ペラペラとしゃべられた場合には理解のスピードがついていけないので，完成した状態で簡単な短い文章を見せると重度の認知症患者にもよく通じる。

　図35に，実際に患者の家族が使っていたものを借りて表示した。紙の大きさははがきサイズで，だいたい2行程度の文章を見せると意思がよく通じる。筆者は外来で実際に重度の認知症の患者に「短文呈示」を実行して，そのとおり実行できるのを確認している。指示が通じないのは仕方がないとあきらめていた重度の患者の家族が，この状況を見て感激して涙ぐんだことを経験している。ぜひこの「短文を呈示する」ことを実行するとともに，家族や介護職員たちに伝えてもらいたい。

　ちなみに，どのような形式で患者に情報を伝えるのがよいのかということについて述べられている書物はほとんどみられない。日本神経学会編集の『認知症疾患診療ガイドライン2017』[2]のアルツハイマー型認知症のケアについての項目には，日本人のものではなくアメリカ精神医学会の推奨が9項目紹介されている。そのなかに「簡潔な指示や要求を心がける」と1行述べられているだけであり，大きな声で話すのか，書いたものを見せるのか，どれがよいかということにはまったく触れられていない。ちなみに，市販のたくさんの本を探してみたが，どのような方法で伝えるのがもっともよいかという，伝え方について言及している書物はほとんど見当たらなかった。

10-2 初期～数カ月

> **図36**
>
> ### 患者の家族へ（2）──初期～数カ月
>
> （1）日々の対応方法（4つの「ない」）
> - 叱ら<u>ない</u>
> - 怒ら<u>ない</u>
> - ばかにし<u>ない</u>
> - 指導し<u>ない</u>
>
> （2）「知」の能力は落ちても，
> 　　　<u>「情」の能力は維持されている</u>
> 　　どうして叱られたかの理由は忘れてしまっても，
> 　　叱られた屈辱的な気持ちは覚えている
> 　　（名前は忘れても，激しく叱った人の顔は覚えていることが多い）

　患者の家族に指導する重要な項目は，4つの「ない」である。①「叱らない」，②「怒らない」，③「ばかにしない」，これら3つはマスコミなどでも広く伝えられているので，知識としては広く普及している。さらに実行するのはなかなか困難であるが，もっとも大切な対応法は④「指導しすぎない，説明しすぎない」である。

　例えば，あるお年寄りが水の入ったガラスコップをテーブルの一番隅のところに置いたとする。それを見た同居の娘さんは，「お母さん！ こんなところにコップを置いたら危ないでしょ！ ちょっと身体が当たったらガタンと床に落ちて，ガラスが飛び散ってケガするでしょ。何度言ったらわかるの！」というように，一生懸命（よかれと思って）説明注意することが一般的である。このような説教のように注意説明をすることは効果がないばかりか人間関係も悪くしてしまう。娘さんが一生懸命に早口で説明すればするほど，お母さんのほうは混乱してわからない。わからな

いだけならよいが,「怖い顔をして怒鳴って,この人は怖い人だな。誰か知らないけれど,私をたいへんにばかにして怒って,怖いなあ～。この人は本当にうちの娘だろうかな～」と思うようになる。

　娘さんが一生懸命説明したくなる気持ちはわかるが,説明をしすぎるとかえってよくないということをぜひ認識する必要がある。このような場合には短い言葉で「お母さん,コップはここに置こうね」と言ってテーブルの真ん中に置いて見せてあげる。それが一番うまくいく。ペラペラと大声で指導/怒られた場合には,言葉は理解できないけれども,何やら叱られているらしい,怖い思いをしたということは認知症の患者の心には必ず残っていて,しかもその人の名前はわからなくても顔はしっかりと覚えていて,その人イコール怖い人だということが定着しまう。「説明をしすぎない,指導しすぎない」ということを介護者に徹底することはもっとも重要なことである。

10-3 慢性期

> **図37**
>
> ### 患者の家族へ（3）——慢性期
>
> （1）よく世話をしている介護者に労いの言葉を忘れないこと
>
> （2）「物盗られ妄想」で犯人に指名されるのは，もっともよく介護している人が多い
> 　　　家族から「私が盗ったと言われた」という訴えがあった場合には，「あなたが一番よく世話をしている証拠です」と説明して褒めること
>
> （3）母親を介護している娘さんが「お母さん」と言われた
> 　　　お母さんは認知症で，最近の記憶よりも昔の記憶が主役になってしまって，中年になったあなたの顔が自分が子どものころに見ていたお母さんの顔に見えて，懐かしくなっているのです，と説明

（1）介護が何カ月も何年にもわたると，患者の家族も疲れてくる。そのときに一番よく世話をし介護している家族に対して「もうちょっと頑張らなければいけないじゃないか」という類いの言葉をかけることは，転びそうになっている人を後ろから突き飛ばすようなものであるから決してしてはならない。その人がもう少し世話をしたらいいのだが，と心の中では思っていても決してそれを顔に出したりしないで，「あなたが一番よく世話をしている。こんなによく世話をする人を見たことがない」と褒めてあげる。そうすれば，「ああ，みんなも私の苦労をわかってくれているのだから，もうちょっと頑張ろうか」という気になる。けなしたり，不用意に励ましたりしないで，「あなたは一番よくやっている。ありがたい，ありがたい。お母さんもきっと喜んでいるだろう」という気持ちで，労いの言葉を必ずかけてあげること。これはかかりつけ医の対応としての基本中の基本で必須である。

(2) 物盗られ妄想で犯人だと指摘されたという訴えが時にある。そのような訴えがあったときに必ず説明すべきことは，「今日はいい話を聞かせてもらった。あなたが物盗られ妄想の犯人に仕立てられたということは，あなたが一番よく世話をしているということの証拠なのです」。実際に認知症の人は他人の前では一見きちんとしたそぶりをみせるが，心を許した，あるいは頼りになると思った人に対しては何でも怒りなどをぶつける傾向がある。だから「『あなたが盗った，あなたが盗った』と言われるのは，あなたが一番頼りになって，一番よく世話をしてくれることの証拠なのですよ」と言って褒めてあげることが大切である。「今日はいい話を聞いた。あなたが一番世話をしている証拠を出してくれてよかったですね」と言ってあげる。

(3) 母親を娘が一人で世話をしているというパターンの家庭はかなり多く，その場合に患者である母親が娘に向かって，「お母さん」と呼ぶことがある。多くの場合はすぐに訂正が可能で，永続的に「お母さん」と呼ぶことはない。しかし，娘のなかにはパニックになって，「私をお母さんと呼ぶ」といってびっくりして飛んでくることがある。認知症は重度になってくると，最近のことを忘れるだけでなく，中年以降の記憶までなくなってしまって20歳くらいから前の記憶だけで生きている場合が多くなる。そのために中年，老年になった娘の顔を見ると，自分が子どものころ見ていた母親の顔に似てきているので，「お母さん」と呼ぶことが起こるのである。こういうことは何例もあり別に珍しいことではないので，それを説明して特別に心配する症状ではないと安心させる。

あるとき，当院に数年通っている認知症患者の娘さんに，「『お母さん』と呼ばれたことはありませんか」と聞いたところ，「姉と呼ばれたことがあります」という返事で驚いたことがあった。しかし，その娘さんから「母には8歳年上の姉がいたのです。私が歳をとってきたので，その伯母に私の顔が似てきたからそう言ったのだと思います」と全部正しく説明してくれた。長年の介護で状況を正しく把握した満点を超える120点の回答であった。

以上のように，「お母さん」と呼ばれたというときには上記の説明をして，「お母さんの今の状態は，若いころの記憶だけで生きているのですよ」と理由を明らかにしてあげれば，娘さんも安心する。ちなみに，介護している息子に対して「お父さん」と呼ぶという事例は経験したことがなく，ほとんどの場合，母-娘の関係でこのような言葉が出てくる。

文 献

1) 小川紀雄：重度アルツハイマー型認知症患者への効率的な情報伝達手段；「短文を呈示する」．日老医誌，58：82-83，2019．
2) 日本神経学会「認知症疾患診療ガイドライン」作成委員会編：認知症疾患診療ガイドライン 2017，医学書院，東京，2017，p.233-234．

11 周辺症状（BPSD）——BPSD と認知機能低下との関係

図38

周辺症状（BPSD）
※認知機能障害の程度とは並行しない

陰性症状
- 意欲減退
- 自発性低下
- アパシー（無関心・無為）
- 抑うつ

陽性症状
- 不安・焦燥
- 易怒性・易刺激性
- 暴力行為
- 妄想（物盗られ妄想）
- 幻覚
- せん妄
- 徘徊

　アルツハイマー型認知症の周辺症状（BPSD）でもっとも多いのは，陰性症状のうちの意欲減退，自発性の低下である。進行すると，アパシー（無関心・無為）になる。意欲減退，自発性の低下があるにもかかわらず，陽性症状のうちの易怒性が起こるのが典型的なアルツハイマー型認知症の症状である。不安・焦燥は多くの場合，比較的初期のころに，患者自身が，「居ても立ってもいられません」という訴えで受診することが多い。ことに夕方になるとソワソワすることが多く「夕暮れ症候群」（黄昏症候群）と呼ばれる。暴力行為は，すべての人に暴力を振るうのではなくて，ある特定の人に暴力を振るうこともある。また，大事なものをしまったが，その場所を忘れて捜しものが多くなり，ついには盗られたと騒ぐようになり「物盗られ妄想」に発展する 図38 。

図39 アルツハイマー型認知症におけるBPSDの出現頻度（日本）

アパシー（無気力）	97%
妄想	62%
易刺激性	60%
不快感	53%
不安	51%
異常行動	47%
興奮	45%
脱抑制	31%
幻覚	26%
快活/多幸	14%

(Shimabukuro, et al, 2005)[1]

　わが国における統計（図39）をみると，50％以上にみられるBPSDはアパシー，妄想，易刺激性，不快感，不安である．それ以外に異常行動，興奮などがある．最近マスコミでたびたび取り上げられている徘徊がこの図39にはないということに気がつくと思う．きちっとした診療をしているところのデータでは，徘徊の頻度はさほど多くない．

　患者や家族が参加している会の会員や元会員などでアンケート調査が行われると，徘徊の頻度が多く出てくる．それはおそらく，重度の患者が多数所属していたということや，時間が経って，もう患者がいなくなったときにその家族からアンケートをとるので，「そういえば，家の中でウロウロしていたな．徘徊だ」というふうに回答されるのではないかと推定される．多いところでは30％の人に徘徊が出るという報告もあるが，家の中でウロウロしているのは，ほとんどの場合はトイレを探してウロウロしているのであって，目的がある．家の外での徘徊というのはさほど多くない．筆者の経験では10年間で2例しかなかった．2例ともただ1回の徘徊様の外出で，家からちょっと離れたところに行っていたが，近所の人がみつけて連れ戻している．つまり，「ご近所力」がしっかりしていれば，事故や行方不明になる

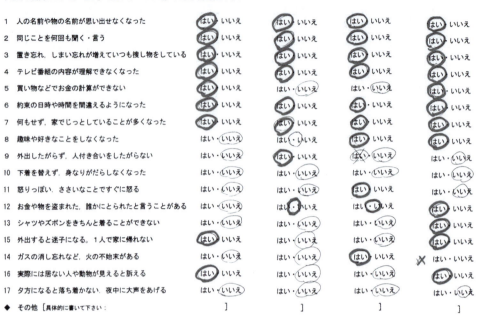

ような徘徊は予防できる可能性が高い。

　おそらく，患者にとっては何か理由があって（本人以外にはその理由を知ることはできないが），家から出て一生懸命歩き出したのだが，目的を忘れてしまって家に帰ろうと思っても，その道順も忘れてしまって家に帰れないというのが実情ではないかと考えられる。

　最近では，携帯電話のGPS機能があるために，徘徊していた患者がどこを回っていたかというのがわかるようになってきており，家のすぐ近くまで帰ってきたけれども，家までたどり着けずに，またぐるぐる回っていたという事例が多い。したがって，「ご近所力」が大事であって，うちには認知症になった家族が居るのだということをあまり隠そうとせずに，むしろ近所に積極的に知ってもらうということが今後は大事だと考えられる。

　図40に「もの忘れ外来問診票（1）」の結果を4人分まとめた。上のほうの1～7項目ぐらいのところまでほとんどすべて「はい」に丸が付いている。つまり，中核症状であるもの忘れや，日時に対する感覚が不確実になるということは，ほとん

どすべての患者に共通している。しかし，このもの忘れ外来問診票の下のほうをみると，症例によって丸の付いている場所が著しく異なる。つまりBPSDの中身は，患者によって異なっている。意欲減退の患者は意欲の減退に変動があり，すぐに怒る患者ではいつも怒りやすい，というふうに患者それぞれで特徴があって，その特徴が強くなったり弱くなったりすることはあっても，同一患者でBPSDの内容に大幅な路線変更が起こることはあまりないのである。

文 献

1) Shimabukuro, J., Awata, S., Matsuoka, H. : Behavioral and psychological symptoms of dementia characteristic of mild Alzheimer patients. Psychiatry Clin. Neurosci., 59 : 274-279, 2005.

12 薬物療法

12-1 抗認知症薬の種類と特徴

図41

認知症治療薬

	アセチルコリンエステラーゼ阻害薬			NMDA受容体拮抗薬
一般名	ドネペジル	ガランタミン	リバスチグミン	メマンチン
製品名 （製薬会社）	アリセプト （エーザイ）	レミニール （ヤンセン-武田）	イクセロン（ノバルティス） リバスタッチ（小野）	メマリー （第一三共）
作用機序 （特徴）	AChE阻害作用 （作用持続時間が長い）	AChE阻害作用 （ニコチン性ACh受容体へのアロステリック増強作用）	AChE阻害作用 （BuChE阻害作用）	NMDA型グルタミン酸受容体拮抗作用 （心臓への影響を考えなくてよい）
適応	軽・中等・高度 アルツハイマー型認知症 レビー小体型認知症	軽・中等度 アルツハイマー型認知症	軽・中等度 アルツハイマー型認知症	中等・高度 アルツハイマー型認知症
一日投与回数	1回	2回	1回（貼付）	1回
剤形と規格	錠（3,5,10mg） D（口腔内崩壊）錠 （3,5,10mg） 粒子（0.5%） ゼリー（3,5,10mg）	錠（4,8,12mg） OD（口腔内崩壊）錠 （4,8,12mg） 内用液（4mg/ml）	貼付剤（パッチ） （4.5,9,13.5,18mg）	錠（5,10,20mg） OD（口腔内崩壊）錠 （5,10,20mg）
副作用 （頻度の高いもの）	悪心, 嘔吐, 食欲不振, 下痢, 便秘	悪心, 嘔吐, 食欲不振, 下痢, 食欲減退, 頭痛	適用部位の紅斑 瘙痒感・浮腫, 接触性 皮膚炎, 嘔吐, 悪心	めまい, 頭痛, 便秘
代謝	CYP2D6, CYP3A4	CYP2D6, CYP3A4	腎排泄	腎排泄
筆者の印象	元気にする			穏やかにする

　認知症の治療に用いる抗認知症薬は，わが国では現在4種類の薬剤が販売されている。アセチルコリンエステラーゼ（AChE）阻害薬が3剤，興奮性アミノ酸NMDA受容体拮抗薬が1剤である。

　認知症の患者の大脳皮質では神経伝達物質アセチルコリンの濃度が低下しているということを根拠として，それを補うためにアセチルコリンを増やさなければならないという発想の薬がアセチルコリンエステラーゼ阻害薬（以下，コリンエステ

ラーゼ阻害薬)である。末梢からアセチルコリンを投与しても血液-脳関門を通過できないので，脳内のアセチルコリン濃度を上げることはできない。そこで，脳内でアセチルコリンを分解する酵素であるコリンエステラーゼを阻害する薬剤を投与して，脳内のアセチルコリンの分解を抑えて結果的に脳内のアセチルコリンの濃度を上げる治療薬が開発された。ドネペジル，ガランタミン，リバスチグミンの3剤である。これら3剤はコリンエステラーゼ阻害作用に付随してそれぞれ異なったほかの作用もあるとされているが，メタ解析の結果ではこれら3剤のコリンエステラーゼ阻害薬の認知機能改善効果や日常生活能力に対する効果には差がないとされている。

興奮性アミノ酸NMDA受容体拮抗薬としてはメマンチンが発売されている。コリンエステラーゼ阻害薬とはまったく別の系統の薬剤であるので，両者を併用することは可能である。

それぞれ治療目的を考えて使い分け，あるいは併用する。筆者の個人的な印象では，コリンエステラーゼ阻害薬3剤は「元気にする」効果があり，一方，メマンチンは少し「穏やかにする」効果があると思っている。

いずれの薬剤も保険適応症はアルツハイマー型認知症であるが，コリンエステラーゼ阻害薬のうちのドネペジルとメマンチンの2剤は重症例にも適応がある。なお，ドネペジルの先発品であるアリセプト®のみはレビー小体型認知症にも保険適応がある。

各抗認知症薬の特色について以下に述べる。この特色は，筆者の個人的な印象で述べることをお断りする。なお，基本的な投与方法も記載するが，後に述べるように（75ページ参照），抗認知症薬は症状・状況によって投与量を加減することが現在では認められている。

① ドネペジル（アリセプト®など）

もっとも作用が強力で，作用時間も長く，半減期は剤形によって少し異なるが，70～80時間である。もっとも強力という意味は，意欲減退などに対して元気にする力が強いという意味である。しかし，もし当該の患者にすでに易怒性あるいは幻覚などの症状が出ている場合には，それらを増強する可能性がある。したがって，ドネペジルを導入したり，あるいは増量した後にそれらの症状が新たに出現したりひどくなった場合には，減量あるいは中止することが望ましい。作用時間が非常に長いので，一人暮らしの患者で，日曜日にどうしても投与することが困難な場合には日曜日だけ内服をスキップすることも選択肢の1つとなる。ドネペジルはまず1日

> **症例 1** ドネペジル 5 mg→10 mg 増量でよかった症例
>
> ＜82 歳, 女性＞
> 　3 年前からもの忘れが始まる。ご主人と二人暮らし。料理の味がおかしくなったとの訴えで来院した。MMSE＝19 点。ドネペジル投与を開始する。
> 　ドネペジル 5 mg 投与 2 カ月後には, 料理の味が元に戻ったとご主人からの報告があった。
> 　その 8 カ月後, 再び味噌汁の味がおかしくなり, 具も入れ忘れる, クーラーの消し忘れが頻発するとの症状が現れる。そこでドネペジルを 10 mg に増量した。
> 　ドネペジル 10 mg に増量の 1 カ月後,「もの忘れしなくなった」「昔, この近くに勤めていたことがある（正しい）」と本人が自ら診察中に発言した。
> 　その後, この安定した状態が 5 年間持続できた。ご主人に連れられて 1 時間以上の時間をかけてバスを乗り継いで当院に通院していたが, 高齢で体力の落ちた二人が遠方まで通院するのは負担だろうと考えて, 筆者のほうから地元の医師への転院を勧めた。幸いにも風邪をひいたときに受診する相性のよい医院が地元にあるとのことで紹介した。

　1 回 3 mg から投与を開始し, 1〜2 週間後に 1 日 5 mg 投与に増量し, 維持量とする。重度であれば, さらに 4 週間以上経過してから 1 日 1 回 10 mg に増やす。剤形が豊富で, 錠剤, 口腔内崩壊錠（D 錠）, 細粒, ゼリー製剤, ドライシロップの 5 種類があるので, 患者の状況に応じて使い分けることができる 症例1 。

　（なお, アリセプト®に関してはレビー小体型認知症に適応があり, アルツハイマー型認知症の場合と同様に 1 日 1 回 10 mg まで増量するが, 症状に応じて 5 mg まで減量可能と添付文書に書かれている。しかし筆者の経験では, 昔から言われているようにレビー小体型認知症では中枢神経作用薬に対して過敏性があるので 1 日 1 回 3 mg 程度までの低用量を推奨する。）

② ガランタミン（レミニール®）
　コリンエステラーゼ阻害作用に加えてニコチン性受容体を賦活させるアロステリック作用ももつとされている。ガランタミンは脳血管障害を伴うアルツハイマー型認知症に有効であったという報告が少数ある。ガランタミンは半減期が 8〜9 時間なので, 1 日 2 回投与が必要である。進行した患者では 1 日 2 回服用させるのはきわめて難しくなるので, 進行期のことを考えると, なかなかガランタミンの導入に

踏み切れない場合がある。ガランタミンは4 mgを朝夕2回投与から開始して，維持量としては8 mgを朝夕投与に増量する。そして重度のアルツハイマー型認知症には保険適用がないが，12 mgを朝夕に投与してもよいという規定になっている。剤形には，錠剤，口腔内崩壊錠（OD錠），内用液の3種類がある。

③ リバスチグミン貼付薬（イクセロン®パッチ，リバスタッチ®パッチ）

　アセチルコリンエステラーゼ阻害作用とともに，アルツハイマー型認知症の脳内で進行とともに相対的に増えるブチルコリンエステラーゼ阻害も併せもつことが薬理学的特徴である。貼付薬という特色から血中濃度が一定に保たれるという利点がある。1日1回貼り替えるが，貼付薬を取り去っても3〜4時間は効果が残る。作用としては比較的強力で，比較的即効性である。元気になる作用はドネペジルに次いで強いように思う。即効性で，導入してしばらくすると目がパッチリして，爽やかな顔つきになって元気になる症例が少なからず存在する。覚醒作用があると紹介している書物もある 症例2 。

　皮膚がかぶれる（瘙痒，紅斑など）ことがあるのでスキンケアをする必要がある

症例2　リバスチグミンパッチ有効症例

＜84歳，女性＞

　介護付有料老人ホームで生活中。体型は小柄。

　（主訴）もの忘れ，自発性の著しい低下。

　（初診時）暗い表情で発語少ない。MMSE＝18点。

　治療前は朝起床後に衣服を着せてもらっていたが，リバスチグミンパッチ4.5 mgを開始し1カ月後には9 mgに増量。そのころには，自分で洋服を着て，施設長に「これでいいか？」と問うまでになる。

　2カ月後（来院時），顔つきがしっかりして，目がパッチリした感じとなっていた。

「日中は腰かけているのですか？」→「いいえ」

「では，寝ているのですか？」→「いいえ」

「それではどうしているのですか？」→「座っています」

　その後，施設長からの聞き取りで，以前は引きこもり状態であったが，老人ホームの共有スペースの畳の部分に座って過ごしており，しかも皆の洗濯物を畳むなど手伝いをしていることが判明した。

と説明されていることが多いが，ステロイドの外用薬であるフルメタ®ローション1種類あればとくに問題なく対応できる．剥がした後にフルメタ®ローションを塗れば，かぶれやすい人にでも治療的対応ができるし，フルメタ®ローションは塗ってから1分ほどで乾くので，その上から貼ることによって予防することも可能である．したがって，皮膚がかぶれやすいからということは使用制限の原因となることはない．リバスチグミン貼付薬は，4.5 mgから開始して4週間ごとに9 mg，13.5 mg，18 mgに増量して，その後はこの量を維持量とする規定であった．最近では9 mgからスタートして4週間後に18 mgに増やす方法が許可されて使い勝手がよくなった．

④ メマンチン（メマリー®）

　　ほかの3種類のコリンエステラーゼ阻害薬とは作用機序がまったく異なっており，脳内のアセチルコリンを増やす作用はない．興奮性アミノ酸NMDAの受容体拮抗薬であり，神経細胞の過剰な興奮を抑える．薬理学的には神経細胞を保護することが期待されるが，臨床的にはまだ証明はされていない．半減期は55～70時間と長いので，1日1回の投与でよい．コリンエステラーゼ阻害薬とは異なって，穏やかにする作用が強い．したがって，不安・焦燥や，イライラするというような症状があって困ったときに，穏やかにする作用があるので治療を兼ねて使用できるという点で重宝する薬剤である．以前は1日20 mgまで増量しなければならなかったが，現在ではさじ加減が許されているので，筆者は最近では1日量10～15 mgぐらいまでにとどめている．5 mgでも効果がみられることがあり，その後増量しない場合も時にある．1日20 mgにまで増量しても治療効果はあまり増えないにもかかわらず，フラフラ感や転倒するリスクが増える症例を経験しているので，筆者は最近では1日20 mgまで増量することは少ない．メマンチンは1日5 mgから投与を開始して1週間ごとに10 mg，15 mg，20 mgに増量するということが基本的な投与方法である．錠剤，口腔内崩壊錠（OD錠）の2種類がある．なお，メマンチンは腎排泄の薬剤なので，腎機能低下のある患者では投与量を少なめ（10 mgまで）にする必要がある．

12-2 副作用

図42

副作用の頻度（％）

	ドネペジル	ガランタミン	リバスチグミン	メマンチン
悪心	3.92	15.5	8.7	0.6
嘔吐	1.96	12.5	9.0	0.7
食欲不振	3.68	8.3	—	1.1
食欲減退	0	5.6	5.6	0.7
便秘	0.25	2.2	1.5	3.1
徐脈	0.12	0.9〜1.1	0.6	—
房室ブロック	0	0.5〜1.3	0.1	0.1
洞不整脈	—	0.3	0.1	—
QT延長	0	0.9	0.5	—
めまい	0.37	4.7	1.3	4.1
頭痛	1.23	5.0	2.0	2.1
痙攣	0	0.5	0.2	0.3

公平を期するために，各薬剤が発売された時点の添付文書に記載されていた副作用頻度をまとめた

図42に副作用の頻度をまとめた。公平を期するために各薬剤が発売された時点の添付文書に記載されていた副作用を，消化器系の副作用，心臓系の副作用，神経系の副作用の3つのグループに分けてまとめたものである。

消化器系の副作用は，メマンチンがもっとも少なく，コリンエステラーゼ阻害薬が多い。なかでもガランタミンが1桁多いのが注目される。比較的少ないと考えられているドネペジルについてもかなりの頻度の消化器症状があることがわかる。

心臓系の副作用は，いずれも少ない。しかし薬理学的には，アセチルコリンが増加すると徐脈の傾向になるので，すでに洞不全症候群などがある患者にはコリンエステラーゼ阻害薬の使用は控えるほうが安全である。

神経系の副作用に関しては，メマンチンがやや多いという感じがある。メマンチンは，以前の基準で1日20 mgまで増量しなければならないとされていたころには，20 mgでフラフラしたり転倒したりする人がいたが，最近では自由に用量を減

らすことができるようになって，1 日 10〜15 mg ぐらいまでの使用量では，転倒のリスクは少なくなっている。なお上述したように，メマンチンは腎排泄性の薬剤なので，腎機能低下がある患者には 1 日 10 mg までの投与とする。

12-3 抗認知症薬の使用上の注意点

図43

薬物療法の注意点（その1）

＜抗認知症薬使用の原則＞

■ 薬剤の管理を患者だけに行わせてはならない
　　→家族や周囲の人々が管理

■ 患者が一人暮らしの場合の対策
　①別居家族の定期的な訪問と薬剤管理
　②訪問ヘルパーの毎朝の訪問→薬剤管理と安否確認
　③デイサービス利用による服薬の実行

■ 原則として，服薬回数の少ない薬剤を優先して選択
　　→理想は1日1回（朝）

　認知機能が落ちている患者に対する治療薬であるので，本人に抗認知症薬の管理を任せてはならない。家族や周囲の人にお願いするのが原則である。

　患者が一人暮らしの場合は，別居している家族が定期的に訪れたり，あるいは訪問ヘルパーサービスによる朝の食事準備と服薬サポートをお願いする。デイサービスに薬を持っていって飲ませてもらうということもできる。このように考えると，1日に複数回治療薬を内服させることは困難で，理想としては，1日1回投与ということになる。

　一人暮らしの認知症患者に，別居家族によるサポート，ヘルパーやデイサービスの利用を全部取り入れている家族もある。デイサービスに行く日はデイサービスに薬を預けておいて飲ませてもらう。それ以外の日は，ウィークデーは訪問ヘルパーによって朝30分間訪問してもらって，朝ご飯を食べたかどうか，薬を飲んだかどうかを見てチェックをしてもらう。そして，土曜日は娘さんの仕事が休みなので，娘

さんが朝自宅に行って服薬させる。日曜日は息子さん夫婦のどちらかが行って薬を飲ませる。このように，すべての方法をフル動員して一人暮らしの認知症患者のサポートを1週間つないでいる事例がある。

　一概にはいえないものの，日曜日だけどうしても都合がつかなければ，ドネペジルのように作用半減期が70時間から80時間と長いものを使用すれば，日曜日1日だけ内服を飛ばしてもさほど不都合はないと考える。貼付薬も，時々誤って前日のものを剥がさないで新しいものを貼ってあったり，あるいは2日前のものが貼ってあったりしてもさほど大きな変化はないので，日曜日は貼付薬の貼り替えは休みということも現実的な選択肢の1つとして考えてもよいのではないかと思う。

12-4 抗認知症薬の「さじ加減」

図44

抗認知症薬のさじ加減（1）

■ 2016年6月1日

　厚生労働省から「個別性を重視した投与を認める」旨の事務連絡が出され，事実上の抗認知症薬の少量処方が容認された

抗認知症薬のさじ加減（2）

■ ほどほどに効いていると思われたら，<u>増量しない</u>

■ ドネペジル内服で易怒性・不穏が出現したら，<u>減量する</u>

■ レビー小体型認知症には，アリセプト®の投与量は<u>「少量」</u>とする（添付文書にある1日10 mgには増やさないこと）[1日1.5〜3 mgがよい]

　厚生労働省から「個別性を重視した抗認知症薬の投与を認める」旨の事務連絡が出された。2016年6月1日のことである。これは，症状，体重などのさまざまな状況を医学的に判断して，抗認知症薬の使用量は規定用量よりも少量投与であっても構わないということで，事実上の抗認知症薬の少量処方が可能になった画期的な事務連絡である。これを機会にわれわれかかりつけ医は，患者の状況に応じて抗認知症薬の量を変える，すなわち「さじ加減」が可能になった。

　抗認知症薬の効き目を判断するのはなかなか難しいところがあるが（詳しくは77ページに述べる），あまり悪化せず，まあ効いているらしいと判断したら，それ以上増量しないというのが基本的なコツである。抗認知症薬のなかで，ことにコリンエステラーゼ阻害薬のなかでもっとも作用が強いのはドネペジルだと思われる。ドネペジルを新たに投与したり，あるいは投与していて量を増やしたときに易怒性，不穏状態がひどくなった場合には中止，あるいは減量するほうがよい 症例3 。

> **症例 3** ドネペジルを 5 mg→10 mg への増量で困った症例

＜85 歳，女性＞

　X 年 9 月：もの忘れ（午前中のことを忘れる）とご主人に対する易怒性を主訴として来院した。MMSE＝20 点。ドネペジル 5 mg 投与でははっきりした効果は不明であった。

　X＋1 年 3 月：風呂に入りたがらない，という家族からの訴えがあった。MMSE＝17 点。ドネペジルを 10 mg に増量したところ，2，3 週間後には，以前からあった攻撃性がさらに亢進して夫を言葉で攻撃し，さらには自宅の飼い犬をいじめて右手を咬まれて，外科で 5 針の縫合が必要なほどのケガをした。そこで，再びドネペジルを 5 mg に減量して易怒性は残るものの，著しい攻撃的な言動は治まり安定した。

　[コメント] このように，ドネペジル増量後に BPSD が強くなった場合には，増量前の投与量に戻すか，あるいは中止すれば多くの場合は以前の状態に戻ることが多い。しかし，作用時間が長いので，減量の効果が出るまでには数日かかる。

　4 剤の抗認知症薬のなかでドネペジルの先発品であるアリセプト®だけがレビー小体型認知症に保険適用がある。添付文書には 10 mg まで増量すると書いてあるが，従来からいわれているように，レビー小体型認知症の場合には，すべての中枢神経作用薬の効きすぎが起こりやすく，副作用が出ることが多いので少なめがよいとされてきた。アリセプト®に関しても（この場合は一般名ドネペジルではなくて，アリセプト®という商品名になるが），投与量はやはり少量がよい。筆者は，患者の家族に任せて投与量を決めてもらったところ，「結局，アリセプト® 1 日 1.5 mg が一番よいです」という返事をもらったことがある。以前からいわれているとおり，少なめで使用するのがよいと思われる。添付文書にあるからといって，10 mg まで無理やり投与量を増やすことは避け，「さじ加減」で少量投与したほうがよい。

12-5 抗認知症薬をいつまで続けるか，いつやめるか

図45

抗認知症薬をいつまで続けるか

日本には明確な中止基準はまだない
（欧米の一部には，MMSEが10点以下になったら中止するという意見もある）

- 経口摂取が不能になった段階で中止を考える
- 寝たきり状態になった段階で中止を考える
- 中止する場合には，漸減して中止する

◎中止せずに少量を継続することも選択肢の1つとして考慮してもよい

抗認知症薬を投与している患者の病状がだんだんと進行してきた場合に，いつまで抗認知症薬を続けるのかという疑問が湧くが，わが国には明確な中止の基準が定められていない。欧米の一部には，MMSEが10点以下になったら，すなわち重度になったら中止するという意見もある。

しかし，経口摂取が困難になった段階で，例えば胃瘻を造設した場合などに中止するという考え方がある。また，寝たきりになったら中止しようという考え方もある。つまり，抗認知症薬には起き上がって歩けるようにするという作用はないので，寝たきりになった時点で中止するということは1つの考え方である。

中止する場合には，必ず漸減して中止することが重要である。まれではあるが，突然中止すると明らかに症状が悪化してしまって，以前と同じ量を再投与してもなかなか元の状態に戻らなくなることが時にある。中止を決意しても，少しずつ減量して中止することが望ましい。別の疾患によって病院に入院し，抗認知症薬を完

中止されて帰ってきた患者を以前の状態に戻すまでに随分苦労することがある。もちろん，入院が必要な疾患に罹患したことも悪化の大きな要因ではあろうが，抗認知症薬を再開してもなかなか元どおりの状態に復活させることが困難なことが多い。

また，家族にとっては何も治療していないということは精神的には非常に苦痛なので，ぜひ続けてほしいと希望することがある。抗認知症薬の量を減らして少量を投与するということも1つの選択肢として残る。認知症の診療は，患者一人だけの治療ではなくて，患者・家族を含めた家族トータルの診療であるので，少量の投与を続ける場合もある。

抗認知症薬は添付文書に記載された規定の量よりもはるかに少ない量で有効性を示すことはよくある。だからこそ，厚生労働省は抗認知症薬の少量投与容認の事務連絡を出したのである。重度になり身体が動かなくなっても，目を開いて家族とアイコンタクトできる患者もいるので，寝たきりになったからという理由だけで一律に抗認知症薬を中止するのではなく，家族の投薬継続希望の有無にかかわらず，少量投与を継続することも選択肢の1つとして残しておく意味は少なくない。

13 周辺症状（BPSD）への対応と治療

13-1 BPSDへの対応法

図46

BPSDを悪化させている要因と対応

家族や介護者の不適切な対応

- ✗ 叱る，怒る，ばかにする
- ✗ できないことを無理にさせようとする
- ✗ 失敗を執拗に注意する
- ✗ こと細かに説明する

- ○ 笑顔で接する
- ○ 怒らない，叱らない
- ○ 繰り返す質問も失敗も**患者にとっては毎回1回目である**ことを理解する

このような対応で**BPSD**が改善する場合がある

「患者の家族へ（2）──初期〜数カ月」の項（57ページ）で，日々の対応として，してはいけない（叱らない・怒らない・ばかにしない・指導しない）について述べた。その裏返しがBPSDへの対応法の基本である。叱る・怒る・ばかにする・くどく説明・指導する，などの行為がBPSDを悪化させている要因となっている可能性が高いからで，そのようなことをしないように心がける。ことに，できないことを無理やりさせようとしたり，あるいは失敗したことを執拗に注意したり，詳しく説明しようとしすぎたりすることはよくない。これらのことを避ければ，BPSD

がかなり改善する場合がある。

　図46の右下に示したように，笑顔で接することも大切である。笑顔だときちんと認識してもらえるので，作り笑いでもよいから笑顔で対応すると，よい結果をもたらすことが多い。ちなみに，生後2カ月の乳児でも，笑顔で接すると笑うようになるので，人生が数十年のベテランの患者が認知症を患っていても笑顔を認識できないはずはない。怒りたいことや叱りたいことがあっても笑顔で対応すること，同じことを何回も繰り返し質問することがあっても，本人にとっては毎回初めてなので，にこやかに返答してあげる，これが大切である。このような対応によってBPSDのかなりの部分が低減することが少なくない。

13-2 BPSDに対して用いる薬の種類と特徴

周辺症状（BPSD）
※認知機能障害の程度とは並行しない

陰性症状
- ■ 意欲減退
- ■ 自発性低下
- ■ アパシー（無関心・無為）
- ■ 抑うつ^{注)}

↑ 抗認知症薬
ドネペジル, リバスチグミン, ガランタミン

注）アパシーではなく, 抑うつのみであることが確かであれば→抗うつ薬（セルトラリン, ミルタザピン）

陽性症状
- ■ 不安・焦燥
  → 抑肝散, メマンチン, ドネペジル, 抗うつ薬
- ■ 易怒性・易刺激性
  → 抗認知症薬　（メマンチン）
- ■ 暴力行為
  → 抗精神病薬　（クエチアピン/リスペリドン）
  → 抗てんかん薬（バルプロ酸/カルバマゼピン）
- ■ せん妄
  → 抗精神病薬　（クエチアピン/リスペリドン）
- ■ 幻覚・妄想
  → 抗精神病薬　（クエチアピン/リスペリドン）
- ■ 徘徊
  ↑ メマンチン

図47にBPSDの陰性症状, 陽性症状それぞれに分けて, 使うべき薬剤を示した。陰性症状の意欲減退, 自発性の低下に対しては, もし使用していなければ, コリンエステラーゼ阻害薬のどれかを導入するし, また導入していても効果が十分でなければ増量あるいは他薬への変更を考える。アパシーに対しては, 一般にはなかなか治療効果が出ないが, なかには1日中うずくまっていた人がコリンエステラーゼ阻害薬導入後には, 新聞のテレビ欄を見て,「これを見たい」と家族に言うようになった例 症例1 や, 施設で皆の洗濯物を畳む手伝いを始めた例 69ページの 症例2 などがあるので, あきらめずに導入あるいは変薬を試みる。

抑うつ症状に対しては抗うつ薬を用いることがあるが, 少なくとも内科のかかりつけ医としての筆者の経験からすると, 抑うつ症状であっても, 抗うつ薬を使用してよくなった, あるいは抗うつ薬を使用しなければならないようなことはあまり多くない。ソワソワする焦燥感など, うつ的にみえる症例であっても, 夕方に症状が

> **症例 1** ドネペジル 5 mg→10 mg 増量でよかった症例
>
> <93 歳，男性>
> 　5 年前からドネペジル 5 mg 使用で治療を受けていた。
> 　だんだんと元気がなくなり終日ソファに座って過ごすようになった。そこでドネペジルを 10 mg に増量した。
> 　2 週間後には動作が速くなり，新聞の番組欄を見て，自分で希望の TV 番組を指定するようになった。
> 　その後 2 年間その傾向が維持できた。

> **症例 2** リバスチグミンパッチ有効症例（69 ページの症例 2 の再掲）
>
> <84 歳，女性>
> 　介護付有料老人ホームで生活中。体型は小柄。
> 　（主訴）もの忘れ，自発性の著しい低下。
> 　（初診時）暗い表情で発語少ない。MMSE＝18 点。
> 　治療前は朝起床後に衣服を着せてもらっていたが，リバスチグミンパッチ 4.5 mg を開始し 1 カ月後には 9 mg に増量。そのころには，自分で洋服を着て，施設長に「これでいいか？」と問うまでになる。
> 　2 カ月後（来院時），顔つきがしっかりして，目がパッチリした感じとなっていた。
> 　「日中は腰かけているのですか？」→「いいえ」
> 　「では，寝ているのですか？」→「いいえ」
> 　「それではどうしているのですか？」→「座っています」
> 　その後，施設長からの聞き取りで，以前は引きこもり状態であったが，老人ホームの共有スペースの畳の部分に座って過ごしており，しかも皆の洗濯物を畳むなど手伝いをしていることが判明した。

　強くなる夕暮れ症候群であれば多くの場合はコリンエステラーゼ阻害薬の導入でうまくいく。多くの文献では，抗認知症薬よりも抗うつ薬を先に投与することを勧めている。抗うつ薬は効果が十分に発揮されるまでには 2 週間の時間がかかるため，導入した場合には 2 週間以上経ってからその効果を判定する。

意欲低下，非常に強い意欲の減退，自発性の低下をうつ病と解釈する向きもあるが，意欲減退・自発性の低下とうつ病，抑うつ症状とは基本的にまったく異なる症状である。経済の指標であるGDP（国内総生産）を考えると，この2つの違いがわかりやすい。すなわち，意欲減退・自発性の低下は，元気度がだんだんと低くなっていって，限りなくゼロに近いけれどもマイナスではない状態にたとえることができる。一方，うつ症状は，GDPがマイナスになっている状態だと理解できる。このように考えると，本当に抑うつ状態なのか，意欲の減退なのかがわかるようになってくる。認知症の初期のころに，夕方になるとソワソワする夕暮れ症候群で「居ても立ってもいられない。もうとても耐えられない。頭がおかしくなって……。何とかして下さい」と来院する人がいる。このような症例はコリンエステラーゼ阻害薬が有効であるので，投与開始を考える 症例3 。

　陽性症状については， 図47 の右枠内に示したように，さまざまな薬剤が使われているが，不安・焦燥に対しては一般的には抑肝散が使われることが多い。一部にはメマンチンやドネペジルの導入でよくなる場合があるので試す価値がある。易怒性・易刺激性に関してはまずはメマンチンの導入を考える 症例4 。暴力行為，せん妄，幻覚・妄想などに関しては，クエチアピン，リスペリドンなどの非定型抗精

症例3 不安・焦燥に対するドネペジルの有効症例

＜77歳，女性＞

　X年：不安感と焦燥感を主訴として来院。HDS-R＝20点。当初，うつ病・うつ状態も考えたが，いつも夕方に受診することから夕暮れ症候群と考えてドネペジル投与を開始した。

　ドネペジル5 mgで自営商店の店番ができるようになった。焦燥感もなくなり元気に独居。

　その後，受診時には上手に会話するので進行しているようにはみられなかった。

　X＋3年後：頭痛などを訴えるようになる。診察室での印象では認知症があまり進行していない感じであったが，HDS-R＝14点，MMSE＝17点とテスト式認知機能検査では認知症がかなり進行していることがわかった。そこで，ドネペジルを10 mgに増量した。

　X＋5年後：診察室での会話などでは大きな変化は感じられなかったが，自営の店の店番と独居を続けることができている。

> **症例 4** メマンチンによって攻撃性が低減した症例
>
> ＜79 歳，女性＞
> 　X 年 9 月：もの忘れ症状を主とするアルツハイマー型認知症。MMSE＝22 点でドネペジル 5 mg 内服を開始。
> 　X＋1 年 8 月（薬物療法開始 11 カ月後）：夫への攻撃（口汚くののしる，腕をたびたびつねる）が強いために，抑肝散 5 g/日，カルバマゼピン（100 mg 錠→200 mg 錠）2 錠/日の追加投与を開始するも効果不明。
> 　X＋2 年 11 月：デイサービスからもクレーム（他の利用者への口撃）があり，カルバマゼピンをバルプロ酸徐放錠（200 mg 錠）2 錠/日に変更し，少しおとなしくなったかと思われる程度の効果であった。
> 　X＋3 年 7 月：デイサービスから，他の利用者に口で攻撃するだけでなく，暴力を振るうようになったので何とかしてほしいとの連絡があった。そこで，ドネペジルを中止し，メマンチンを 5 mg から 1 週間ごとに 5 mg ずつ増量投与を開始した。1 カ月後（メマンチン 20 mg）には，おとなしくなり，夫の両上肢にずらっと並んでいたつねりキズがたった 1 カ所に減り，デイサービスからもよくなったと報告があった。その後，メマンチン 20 mg の維持量を継続し，安定している。

神病薬が使われることが多い。以前は抗てんかん薬（バルプロ酸，カルバマゼピン）が使用されることが勧められたことがあり，現在でも勧めている文献があるが，筆者の経験では効果の確実性に乏しく，転倒などのリスクもあるので推奨しない。

　次に，各薬剤について解説する 図 48-1〜3 。

① 非定型抗精神病薬

　幻覚・妄想などを中心に用いる。このなかではクエチアピンとリスペリドンの 2 剤が代表である。2005 年と 2008 年に米国食品医薬品局（Food and Drug Administration；FDA）からこれらの抗精神病薬を用いた場合には死亡率が高くなるという報告が出されて，わが国でも一時期，精神科医によって使用しないことが厳しく求められた時代があったが，2011 年に厚生労働省からの通達によって，この両者はわが国では使用が可能になっている。もちろん，適応外使用であるということを患者と家族に説明してカルテに記載しておく必要がある。

　厚生労働省が出している，かかりつけ医のための BPSD に対応する『抗精神薬使

図 48-1

（非定型）抗精神病薬

◆クエチアピン（セロクエル®）25 mg 錠 (~~100, 200 mg 錠~~)

　　　糖尿病患者には禁忌！
　　12.5 mg　寝る前 1 回内服から開始する
　　（ジェネリックには 12.5 mg 錠がある）
　　最高でも 1 日 25 mg までにとどめる

◆リスペリドン（リスパダール®）0.5 mg OD 錠 (~~1, 2, 3 mg 錠~~)
　　0.25 mg　寝る前 1 回内服から開始する
　　最高でも 1 日 0.5 mg までにとどめる
　　（リスペリドン内用液も使いやすい。0.5 mg/包）(~~1, 2, 3 mg 包~~)

図 48-2

抗うつ薬

◆ミルタザピン（リフレックス®）（15 mg 錠）　1 錠就寝前
　　（胃腸症状が少ない），（立ち上がりが早い）

◆セルトラリン（ジェイゾロフト®）（25 mg 錠）
　　1 日 1 錠から開始し，1 日 4 錠まで

◆パロキセチン（パキシル®）（10 mg 錠）　1 錠就寝前
　　悪心が強い→ドンペリドンの併用が必要

図 48-3

抗不安薬，など

◆**抑肝散** 2.5 g（分1）～7.5 g（分3）
　長期投与の場合，低カリウム血症に注意

■タンドスピロン（セディール®）5 mg，10 mg
　1日1回5～10 mgから開始し，1日3回までゆっくりと漸増する（効果発現は遅いが，筋弛緩や健忘，依存性が少ない）

■ヒドロキシジン（アタラックス®/-P®）10 mg錠/25 mg
　1日1回10 mgから開始し，1日3回までゆっくりと漸増する

（参考）
　■メマンチン（5 mg錠）1錠→（10 mg錠）1錠
　　まず1日1回，眠前5 mgから開始して様子をみる
　■アセチルコリンエステラーゼ阻害薬　最少用量
　　まず最少用量から開始して様子をみる

用ガイドラン（第2版）』によると，リスペリドンが先に書いてあり，クエチアピンは2番目に書かれている。しかし筆者は自分の経験から，もしこれから初めて使うのであれば，クエチアピンをまず第一に推奨する。1つだけ条件があり，クエチアピンは糖尿病のある患者には使用禁忌である。したがって，糖尿病のある人には使えない。もし糖尿がなければ，一番使いやすいのはクエチアピンであると考えている。

　クエチアピンの先発品には25 mg，50 mg，100 mgの錠剤と細粒がある。しかし，以前からジェネリック薬には12.5 mgの錠剤が数社から発売されている。このことは，わが国ではクエチアピンの12.5 mgがたくさん処方されていた実績があるということを意味している。筆者も12.5 mgを100歳の人に使ったことがあるが，有効であった。しかし，そのさらに半分を求めて6.25 mgを使用したが効果がなかった。したがって，12.5 mgを寝る前1回内服で導入し，必要に応じて25 mgに増やす。どちらかの量で症状がベターになればその量を継続し，まったく効果がないようであれば中止して，ほかの薬剤を使うことになる。BPSD症状の完全な消失を求めてはならない。

クエチアピンの作用時間は約3.5時間と比較的短いが，寝る前1回だけの投与とする。1日2回投与することは認知症の場合には避けたほうがよい。夜間にクエチアピンを効かせて症状を抑えておけば，昼間のBPSDもやがて治まってくるので，あえて1日2回投与することはしない。この薬剤は，統合失調症の場合には1日2〜3回投与とされているが，認知症の人のBPSDに対する治療には寝る前に1回を厳守するほうが安全であるる。

リスペリドンはクエチアピンよりもはるかに強力な薬剤であり，錠剤としては，1 mg，2 mg，3 mg錠の3種類がある。1 mgでも認知症患者への投与量としては多すぎると考えられる。幸いにもOD錠が発売され，OD錠には0.5 mg錠が存在する。しかし，これでも効きすぎが起こることがあるので，0.5 mgのOD錠の半錠，すなわち0.25 mgを寝る前1回投与から開始するのがよい。内用液（0.5，1，2，3 mg/1包）も販売されていて，そのまま内服してもよいし，水やジュース（日本茶，紅茶，コーラは不可）に混ぜて内服させてもよいので便利である。超高齢者に用いる場合には，0.5 mg/包の内用液を選択して，なおかつ目分量で半分だけ使用することが可能である。口の中に入れてしまえば投与は可能であるので，リスペリドンの内用液の1包0.5 mgのものを半量から使うというのが現実的である。必要に応じて1包内服させる。

② 抗うつ薬

筆者の専攻は内科であるためか，うつ病の患者はすでに精神科・心療内科で治療を受けたのちに来院する人が多い。したがって，自ら抗うつ薬を開始する機会は少ない。もし使うとすれば，セルトラリン，ミルタザピンなど，消化器症状があまり起こらないもの使うとよいと考えている。パロキセチンは切れ味がよいが，悪心や食欲不振の副作用が頻発するので使用を避けている。

抑うつ症状のようにみえても，意欲減退・自発性低下の要素が強いようであれば，先に述べたように，コリンエステラーゼ阻害薬のほうが有効であった経験が多い。

③ 抗不安薬

不安・焦燥に対しては抑肝散が，作用は弱いが比較的安全で使いやすい。1包2.5 gのものを1日3回使ってもよいと添付文書には書いてあるが，夕食後あるいは寝る前に1回投与からスタートして，せいぜい朝と夜/眠前の1日2回程度に収める。1日3回を長期間使っていると，低カリウム血症を起こすことがあるので注意が必要である。

タンドスピロン（セディール®）は，心身症・神経症の抑うつ・不安・焦燥・睡眠障害などに用いられている。効果発現は遅いが，ベンゾジアゼピン系薬にみられる筋弛緩や健忘，依存性が少ないという利点がある。ヒドロキシジン（アタラックス®/-P®）は第一世代の抗ヒスタミン薬であるが，神経症における不安・緊張・抑うつなどに用いられている。昼間にソワソワして落ち着かない症例に効果がある。筆者には経験はないが，抗ヒスタミン薬によってせん妄が生じることがあると最近言われているので（せん妄を惹起する頻度順の薬剤のリストのなかでは，抗ヒスタミン薬は下位のほうである），念のために眠前投与は避けたほうがよいかもしれない。
　これまで繰り返し述べたように，不安・焦燥に対しては，使用していなければ抗認知症薬（メマンチン＞コリンエステラーゼ阻害薬）を導入して改善することがあるので，治療を兼ねて使用するとよい。

13-3 BPSDの薬物療法の注意点

図49

薬物療法の注意点（その2）

＜BPSDに対する薬物療法＞
■服薬の管理と薬効を，定期的に把握できる人物が必ず存在すること
　→居ないときは処方しない
■単剤
■少量から開始，ごく少量ずつ漸増する
■回数を少なく→1日1回
■過量による症状（効きすぎの症状）・副作用に注意
　→家族にも説明
■完全な薬効を期待しないこと
■常に，減量・中止を考える（実行は慎重に）

　BPSDの薬物療法の注意点は，全体の枠組みは抗認知症薬の薬物療法の注意点と似ている。すなわち，きちんと薬剤を管理する人がいない場合には処方しない。

　投与する場合は，単剤とする。2剤も3剤も薬剤を組み合わせることはしない。少量から開始して，ごく少量ずつ漸増する。薬の種類と特徴のところで述べたように，効く範囲でもっとも少ない量から始めて，きわめてゆっくり増量する必要がある。薬剤が必要なBPSD状態であるので，1日1回投与が限界と考える。複数回投与は原則として行わない。

　先にも述べたように，BPSDを抑制する薬は，夜を中心に投与しておくと，効果がある場合にはやがて昼間の症状も治まってくるので，焦らずに夜1回投与を続ける。

　副作用に関しては，先にも述べたように，米国のFDAで一時中止が推奨されたが，わが国の厚生労働省では許可されている。適応外使用であることを家族に説明

し，カルテにも記載したうえで導入する。

　もっとも大事なことは，BPSDの薬物療法は治療というよりは「抑制する」というニュアンスのものであるということを理解しておくことである。過度な期待をしてはならない。つまり，ある程度治まって，これなら家族の介護で何とかやっていけると踏んだら，それ以上増量することは避けたほうがよい。ほどほどに抑制できたならば，その量を続けていく。

　そして，常に減量・中止を考える。しかし，多くの書物に「常に減量・中止を考える」と書かれているので，真に受けてよくなったからとすぐに完全に中止することは好ましくない。BPSDが治っているのではなく薬剤によって<u>抑制している状態</u>であるので，すぐに中止すると必ずといってよいほど再燃する。うまく抑制できていると思ったら，それから3日，5日，1週間ほどはその量薬を続け，その後に少しずつ投与量を減らすか，あるいは1日おきに投与するなどして，だんだんと，ゆっくりと止めていく。これがBPSDに対する薬物療法中止のもっとも大切な注意点である。

14 日常診療で心がけること

14-1 毎月の来院時に

図50

受診ごとに毎回必ず行うこと

身体診察（内科的診察）

■ <u>腕まくりして</u>，血圧測定を行う
　　　……皮膚の色，皮膚の張り，湿潤度……←身体症状の発見

　　　……　スキンシップ　になる

■ 胸部……<u>背面下部の聴診</u>（必須）←誤嚥性肺炎の早期発見

■ 腹部触診・聴診……便秘の有無

■ 下腿の浮腫の有無……心不全の早期発見

（1）内科的診察の方法と重要性

図50に示したような身体的診察を毎月の受診時に必ず行うことが肝要である。キーポイントは2つあり，1つは腕まくりをして，診察医自らが血圧測定を行う。もう1つは，誤嚥性肺炎の早期発見のために胸部背面下部の聴診を必ず行う，の2点である。それ以外に，腹部の触診，下腿の浮腫の部分に関してもできれば実行する。

筆者は患者の右手を腕まくりして血圧測定を行っている。腕まくりをして血圧測定を行うのは，直接患者の皮膚に触れることによって患者の健康状態を直感的に知

ることができるうえに，スキンシップによって患者が心地よい気持ちになるメリットがあるからである。

　最近，ユマニチュードという介護の分野で注目されている方法がある。たくさんのスキルがあるとのことであるが，基本的には，「見つめる・触れる・話しかける・立つように支援する」という4つが基本とされている。触れることがよいという意味では，タクティールケアのほうが古くから行われている。ユマニチュードにしてもタクティールケアにしても，直接患者の肌に触れるということがよいということでは共通している。ユマニチュードで基本とされる「見つめる・触れる・話しかける・立つように支援する」の4つのうちの初めの3つは，かかりつけ医なら毎日，日常診療で行っていることである。最近では内科の臨床では検査値優先で，直接に患者に触れる診察をしない内科医も増えていると聞くが，ぜひ認知症の患者には患者の身体に触れる診察を実行すべきである。

　患者の右腕にマンシェットを巻くと，腰かけている患者の顔と正面から対面することになるので直接「見つめ」合って「話をする」ことができる。また，スキンシップで肌に触れることができるので，「触れる」ことでユマニチュードで推奨されている4項目のうち診察で「見つめる・触れる・話しかける」の3項目を行うことができる。その実際の診察風景を に示す。

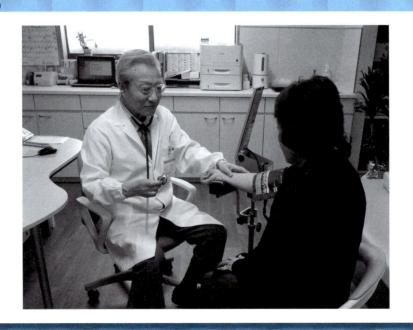

(2) 外来で腰かけたままでできる検査

図52 には外来で腰かけたままでできる簡単なテストと検査法を5つあげたが，すべてを同時に行う必要はない．

① キツネ・ハト模倣テスト

もっとも手軽で，しかも感度がよく使いやすいのは「キツネ・ハト模倣テスト」である[1]．験者が片手でキツネの形を作って示して模倣してもらい，次いで両手でハトの形を作り，それを模倣してもらうものである 図53 ．いずれもキツネであるとかハトであるとかいう言葉を発してはならない．「私の手をよく見て同じ形を作ってください」と言って，片手でキツネの形を作って約10秒間見せ，患者に模倣してもらう．次いで，患者に両手でハトの形を作って見せて模倣してもらう．軽度の認知症の場合にはキツネの模倣はでき，場合によってはハトの模倣もできるが，認知症が進行すると，ハトの模倣ができないだけではなくて，キツネの模倣もできなくなる．

② 3種の描画テスト

図54 は3種類の「描画テスト」の結果である．立方体透視図の模写，五角形

図52

外来で腰かけてできる検査

- ■キツネ・ハト模倣テスト

- ■立方体透視図模写，五角形重なり図，時計描画

- ■5つの物品記憶テスト

- ■万歳テスト（私見）――口頭/模倣

- ■間違い探し

図53 キツネ・ハト 模倣テスト

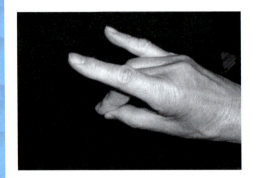
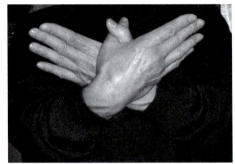

キツネ　　　　　　　　　ハト

図54 3種の描画テスト

MMSE＝20点(75歳,F)　　MMSE＝14点(88歳,F)　　MMSE＝8点(84歳,F)

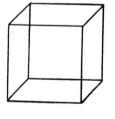

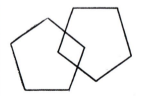

図55

5つの物品記憶テスト

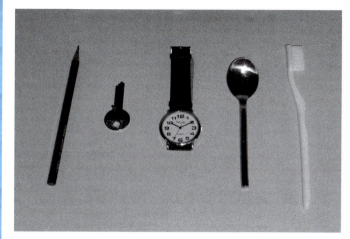
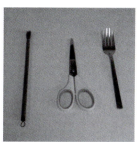

時々入れ換えるために
予備の物品を用意しておく

重なり図，時計描画テストについては先に詳しく述べた（38ページ参照）。3種類の描画テストをすべて行っても2分程度ですむので，外来診察の一部として施行できる。簡便かつ感度がよく，3種類同時に行うことによって認知症の進行度を類推できるので便利である。

③5つの物品記憶テスト

HDS-Rの一部として用いられている。その見本を 図55 に示す。一度見せてからほかのことを問診したり身体診察をしてから，「さっきここで見せた5つの物の名前を思い出して言ってください」と問うと，進行した認知症患者では，「えっ，そんなことをしましたかね」ということがある。最初に5つの物品を覚えるテストを受けた行為の全体をまるごと忘れてしまっている。さらに重度の認知症になると，キョトンとして，何をしてよいかわからない状態になる。

④万歳テスト

筆者が勝手に名づけて行っているもので，まず口頭で「万歳してみてください」と言って，できるかどうかをみる。もしできなければ診察医が万歳をやってみせると，ある程度進行していても，まねすることができる（模倣）。まねすらできなく

図56 定期診察で行うこと

- ■キツネ・ハト模倣テスト
- ■立方体透視図模写，五角形重なり図，時計描画
- ■5つの物品記憶テスト
- ■万歳テスト（私見）――口頭/模倣
- ■間違い探し

→ 1項目を選択

- ■診察当日の日付，曜日，季節
- ■前日の夕食（当日の昼食）は何を食べたか？
- ■今朝は何時に起床したか？　いつも寝るのは何時ころ？
- ■付き添い人の名前（その漢字）・続柄・生年月日
- ■子どもの数（性別・生年月日・今どこに住んでいるか）
- ■本人は何人兄弟の，何番目か？
- ■連れあいの生年月日（子どもの生年月日よりも先に忘れる）
- ■本人の生年月日
- ■デイサービスには週に何回通う？　何曜日？
- ■家に居る日には，何をしていますか？

→ 2項目を選択

て，どうしてよいかわからないな患者はかなり認知症が進行して重度であると判断できる。

⑤間違い探し

　市販の脳トレなどの本などを使うが，8個ないし9つの間違いのなかで3つ程度しかできないことがほとんどである。このテストを導入して驚いたことは，完了するまでの時間が非常に短い人がいることで，その人たちのほとんどはデイサービスで同じようなテストを受けている人たちであった。しかし，正解率はあまり変わらない。このことは同じようなトレーニングを繰り返していれば，認知症の人でも動作手順はマスターできるということを意味している。このテストを特別に強く推奨するわけではないが，認知症の人であっても，トレーニングを繰り返せば，いろいろな手続き・手順ができるようになるという実例である。

(3) 進行の程度推定に役立つ診察と問診の組み合わせ

　これまで述べてきた，座ったままでできる検査（図52）と問診（図21）とを組み合わせたものが図56である。この「組み合わせ」を実行することは長期にわたる

認知症診療にとってきわめて重要かつ有用である。

　認知症の進行の度合いがよくわからないとか，あるいは抗認知症薬が効いているかどうかわからないということを言われることが多いが，この組み合わせを定期的に行うことによって推定が可能である。

　MMSやHDS-Rなどのテスト式認知機能検査を毎月のように行うことは，これらの検査法の開発の趣旨からしても，また手間のことから考えても不必要なことである。どんなに近くても1年に1回程度の施行で十分である。しかし，それまでの間に，どのくらい進行したのかを推定するには，以下に述べる座ってできるテストと問診とを組み合わせてセットで行うのがよい。以下に用い方を述べる。

　例えば，座ったままでできる検査のうち1項目，「キツネ・ハト模倣テスト」と，問診の中で2項目「付き添いの人の名前（その漢字）・続柄・生年月日」と「子どもの人数」を合わせた3項目をキーとして決めておく。そしてこの3項目の「検査＋問診セット」の施行を半年に1回するように心がける。それ以外の月には別の項目を行って，この組み合わせだけは毎月は行わない。その代わり逆に，この組み合わせを半年に1回することによって，その返答の具合で，「診察時の普通の会話などでは変化がなかったように思えていても，中身はかなり進行したのだな」ということが診察側のわれわれにもわかるうえ，付き添いの家族の人にも認識できるメリットがある。つまり，この3項目の「検査＋問診セット」を認知症の進行程度を測る物差しとして用いるのである。

　例えば，本人がもうけた子どもが2人，そして，本人自身は5人兄弟であるという患者が，1年か2年前には，自分の産んだ子どもが2人であって，自分が5人兄弟の一人であるということを正確に答えられた。しかし最近になって同じ質問をしたところ，取り繕いで，「先生，そんなこと，どうでもいいじゃないですか」と言ってまったく答えない。つまり答えられない。それを聞いた付き添いの娘さんは，「ああ，去年か一昨年にはわかっていたのに，だいぶ進んだのですね」と言う。つまり，家族も日常生活では気づいていなかったが，認知症の中身は進行していたということがわかってもらえる。そして，診察する側も進行したことを確認できる。認知症はかなり進行していたにもかかわらず，周囲の者が気がつかないほどにみかけは安定していたことから，抗認知症薬は効いていたのだということが認識できるのである。このような方法を使えば抗認知症薬の効果を明確かつ客観的に認識することができる。

　描画テスト，あるいはキツネ・ハト模倣テストのどちらをキーとして選んでも構

図57

返事が取り繕いかどうかを見極める

取り繕い
- ■オウム返し
  - この薬，要りませんよね→「えー，要りません」
- ■ありそうな返答
  - 朝食→「年金生活者なので大したものは食べていない。いつもと同じ」
  - 曜日→「今朝は新聞を見てこなかったのでわからない」
  - 名前の漢字→「太郎のタに，太郎のロウ」

取り繕いではない
- ■遅い返事
  - ■会話中に使わなかった単語を使って返事

わない。それ以外の，5つの物品記憶テスト，万歳テスト，間違い探しなどは，簡便性，確実性などの点からキーとしては選ばないほうがよい。

　問診に関しては，付き添いの人の情報，子どもの人数，本人は何人兄弟の何番目，デイサービスに週に何回・何曜日に行くか，というもののうちの2項目程度を決めておいて，半年に一度それを聞くことによって進行の度合いがわかる。この「検査＋問診セット」を半年ごとに行う方法は，①抗認知症薬の効果と，②認知症が進行しているかどうか，の2つを明らかにできるきわめて重要な診察方法である。

(4) 返事が取り繕いかどうかを見極める

　認知症の実臨床では，患者の返事が取り繕いかどうかを見極める必要がある **図57**。

　取り繕いが非常に上手な患者がいて，患者が実に明快に返答するので，ほかの認知症専門病院やセンターなどを受診した際に，診察医がだまされてしまっていることが時々ある。一方，われわれかかりつけ医は毎月のように何回も診察しているので，取り繕いかどうか気づく場合が多い。オウム返しで即座に返事をした場合，あ

まりにも早い返答は，多くの場合，取り繕いである。

　困った症例：ある施設に入所している患者に対して処方せんを出したところ，薬局から，「この薬はご本人が要らないと言っているからやめてもいいと思います」というコメントが来たことがある。その患者は非常に取り繕いが上手であることは筆者にはわかっていた。ご主人と2人で施設に入所をしていたが，ご主人が病気になって2週間ほど入院しており，ある日の午前11時ころ退院して施設に帰ってきた。3時間後の午後2時ころにわれわれは訪問診療をしたが，そのときに「ご主人，いつ退院されたのですかね」と問うと，「さあ……。昨日でしょうかね」という返事であった。つまり，たった3時間前のこと，しかも若いころからずっとご主人にぶら下がるようにして生活していた，最愛の大事なご主人が3時間前に退院して帰ってきたのに，いつ帰ってきたか正しい返事ができなかった。その患者がこの薬が要るとか要らないとか判断するというのは不可能なのだが，上手に返事をするので慣れない人にはわからないのである。多くの場合，「この薬，要りませんよね」と薬剤師が言えば，迎合して「ええ，要りませんよ」と答える。この人に薬を飲ませるのは簡単で，「この薬，大事だから飲みましょうね」と言えば，「ええ，飲みますよ」とオウム返しに返ってくる。これが典型的な取り繕いである。

　ありそうな返答は，「朝食には何を食べたか」という問いに対して，「私どもは年金生活。大したものを食べていません。いつもと同じ」というタイプの返事で，これも取り繕いである。また，名前の漢字を聞くと，「タロウさん，どんな漢字を書くのですか」と聞くと，「タロウのタ，タロウのロウ」，そしてどうだ，という感じのドヤ顔をする。こういう取り繕いはすぐにわかる。

　取り繕いではないと判断するのは，しばらく考えた末に答えた場合で，その多くは取り繕いではない。また，こちらの問いや会話に使わなかった単語を使って返事をした場合には，たぶん取り繕いではないだろうと判断される。

　まとめると，取り繕いの場合は質問と同じ言葉を使うことが多い。「これ，要りますか」→「要ります」「要らないですよね」→「ええ，要らないです」というように同じ言葉で返答が返ってくる。これに対して，会話でまったく使わなかった言葉を使った場合には取り繕いではないと判断するのが一般的である。

14-2 年余にわたる診療で

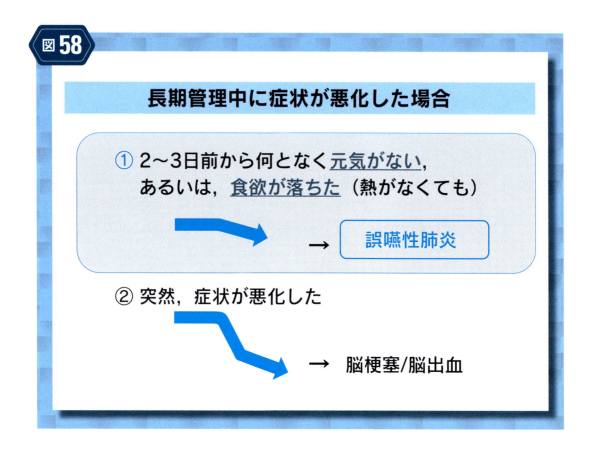

図58

（1）長期管理中に症状が悪化したときの原因と対応

　年余にわたって管理している認知症の患者に関しては，「2～3日，何となく元気がなくなったようだと感じたら」あるいは「何となく食事の量が少し減ったような気がしたら」「すぐ連れてきてください」ということを家族に繰り返し，繰り返し，述べておく 図58 。これは認知症の診療に限らず，高齢者の診療でも重要であり，家族に対して念仏のように繰り返し告げておく。

　この条件で連れてこられた患者のほとんどが，誤嚥性肺炎である。多くの場合，発熱はない。胸部背面の下のほうを聴診すればほとんど診断がつき，発熱がないだけでなく白血球増多もあまりない。CRPだけが増加している症例がほとんどである。聴診で背中の下部にラ音（crackles）が聴こえることと，CRPが上昇している，この2つの程度に応じて病院に紹介して入院させたり，あるいは外来で治療する。非常に頻度が多いので，認知症の人だけでなく高齢者の外来では，ぜひこのことを

図59 日にちがはっきりわかるほど 急に，突然に，症状が悪化することはない

3日前の朝から，目の前にあるボタンを押せないなど不穏な症状が続いていると本日来院。新たな麻痺などはみられないが，口頭による指示に対してはまったく反応できず，どうしてよいかわからずウロウロとする状況。運動系に関係しない部位の脳梗塞/脳出血の疑いがある。

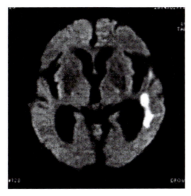

［診療情報提供書より抜粋］

繰り返し家族に説明しておく必要がある。

次に大事なことは，「認知症が急に悪くなった」と言って連れてきた場合で，ほとんどの場合は脳卒中（脳梗塞・脳出血）である。認知症の症状が1～2日で急に悪くなるということは決してない。したがって，今朝から，あるいは3日前から急に様子がおかしくなって，家族の表現としては「急に認知症が悪くなったのです」というふうに表現したときには，まず脳卒中を考える。

図59 に症例を呈示するが，この患者は，もともとアルツハイマー型認知症と血管性認知症との合併例であり，何とか自宅で生活していた。そして，朝起きて台所に行って瞬間湯沸かし器のスイッチを押すというのが毎朝の習慣であったが，3日前から突然に目の前にあるボタンが押せなくなって，奥さんがいろいろ説明しても，とんちんかんでまったく反応ができないということで来院した。診察のうえでは麻痺などはみられなかった。このように，「3日前から」と悪化した時期を明確に述べることができるように認知症が急に悪くなることはないので，これは奥さんにも説明して，「脳梗塞・脳出血の疑いがあります」という紹介状を付けて総合病院の救急外来に紹介したところ，側頭葉の脳梗塞であったという症例である。

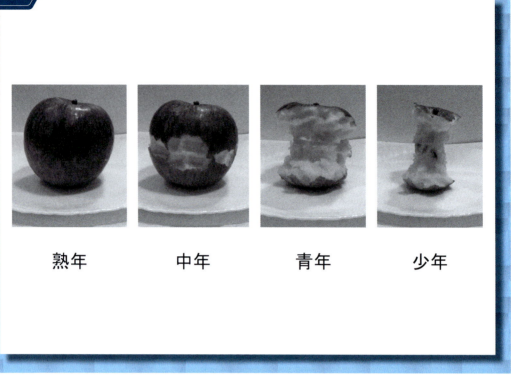

| 熟年 | 中年 | 青年 | 少年 |

　ほかにも，アルツハイマー型認知症で長年診療中の患者が，「今朝から何となく様子がおかしく，これまでなかった尿失禁が初めてあった」と夕方に来院したが，前頭葉の脳出血が原因であったことが判明した。

　とにかく「突然に」認知症の症状が悪くなったようにみえた場合には，まず認知症ではなくて脳血管障害を考えるべきである。

(2) 思い出想起の重要性

　認知症がかなり進行してくると，単純に，今言ったことが覚えられないとか，昨日言ったことを覚えていないということだけではなく，貯蔵されている過去の記憶が減ってくる。図60に示したように，リンゴ1個をその人が貯蔵している記憶にたとえてみる。人は，子どものころから少しずつ経験・学習したことを記憶して，熟年になったときに最大に蓄積した記憶をもって生活している。認知症になって少しずつ進行すると，だんだんと記憶の量が減っていくことが知られている。その減る順番は，大昔のことはなく，最近の記憶から失われ，次いで中年になって覚えた記憶がなくなり，さらに青年のころに覚えたことがなくなり，最後には自分が子ど

もになったような状態で生活しているようになる。娘が介護している場合に，その母親から「お母さん」と呼ばれることがあることを前にも述べた（60ページ）。進行した患者は青年期以前の記憶で生きている場合が多い。したがって，認知症が進行しても若いころに勉強して記憶した文字や文章を読めることが多い。筆者は在宅の認知症患者に漢字の読み方を教えてもらった経験もある。立派な認知症であるが，青年期までに学んだことはきちんと覚えている。

したがって，90歳の人には，その人が若いころに経験したであろう大災害の話や，空襲の話などを話題にして会話するとよい。あるいは昔通っていた旧制中学の話や，その人が旧制中学に通っていたころに水害があってたいへんだったことなどのきっかけを話せば，蕩々とその当時の状況を話し出す。現在90歳を超えている人で，昔軍艦に乗っていた人にその軍艦の名前を言うと，目を輝かせていろいろなことを教えてくれることがある。思い出話をすること，しかも昔経験したことを話すことは，患者にとってたいへんにうれしいことである。

一般論であるが，昔の思い出はどんなに苦しかったときの思い出でも懐かしく思い出されるので，患者はうれしそうに話をする。心理学ではこれを「記憶の変容」と表現するが，「思い出は美しくなる」というのが原則である。

ある認知症の患者はいつも難しい顔をしているお年寄りで，90歳をすでに超えていたが，ある日，訪問診療した日に，こぼれんばかりの笑顔でいたことがある。付き添っていたお嫁さんに「今日はどうしたのですか，ニコニコして」と言ったところ，「さっきまで昔のアルバムを見ていたのです」という返事であった。昔のアルバムを見て，「ああ，○○ちゃんは今どうしているかな」とか，「○○ちゃんがかわいかったね」とか，「あんなことをした」とか，「どこそこ神社に行って大失敗をした」とか，いろいろな思い出話を蕩々としゃべる。思い出を想起することは認知症の患者にとってよい刺激になる。ぜひ思い出話をするように仕向ける。そのための手段として「昔の」アルバムを使うことが有用である。

繰り返すと，進行した中等度～重度の認知症の患者は，青年期以前の記憶で生きていると判断されるので，そのころにあった出来事の話をしたり，昔のアルバムを見せたりすることによって思い出を楽しく思い起こさせる。笑顔で思い出を語る認知症患者の姿は，家族にとっても喜びである。ぜひ，思い出想起のきっかけを作ってあげる努力をすべきである。

文 献

1) 山口晴保：認知症の脳活性化リハビリテーション. 老年期認知症研会誌, 18：133-139, 2011.

15 長年かかりつけの患者の中から認知症を発見する

　かかりつけ医をしていると，長年かかりつけの患者がだんだんと認知症になっていく姿をみることができる。しかも，受付職員などの協力で，かなり早期に発見することが可能である。

(1) 患者の受診行動

　患者の受診行動については，①「予定の受診日を間違えて来ることが多くなった」，②「明らかに薬が切れているのに受診しない」などがある。ただし，最近では経済的な事情でなるべく受診を引き延ばそうとする人がいるので，必ずしもこれは当てはまらない場合があるので注意が必要である。

　ある程度認知症が進行すると，③「薬がなくなったと何回も取りに来る」「捨てたはずはないんだけれども見当たらない」と。後日押し入れの奥から薬が発見されたりすることもある。あるいは，④「薬がもうなくなった」と前回の受診からわずか2，3日で受診に現れる。

(2) 受付・会計での様子

　受付では，①「保険証や紹介状，重要書類などがなかなか出せないで，鞄の中をゴソゴソと探す」。もっとも多いのは，②「保険証を返してもらっていない」と言う。③「小銭を出さずに，10,000円札など大きな紙幣で支払おうとする」というのも定番である。

(3) 患者の訴え・様子

　患者の訴えや様子に関しては，患者自身が「頭がおかしくなった」とか，「もう居ても立ってもいられない，頭がおかしい」と言って夕方現れる夕暮れ症候群が典型的である。

　もう1つは，診察の最中に，明らかに聞こえているはずなのに，「耳が遠くなりまして」と言い訳をすることがある。これが発見につながって認知症の始まりだということに気づいた症例が何人もいる。本当に耳が遠くなった場合には，聞こえるほうの耳を突き出して，あるいは耳に手のひらでカバーをして，一生懸命聞こうとする姿勢をするが，認知症の早期に取り繕いで「耳が遠くなった」と言う場合には，

> **図61** 「耳が遠くなった」と発言するのは認知症の早期症状
>
>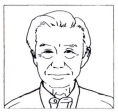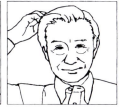
> ─── 認 知 症 ───
>
>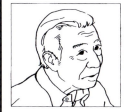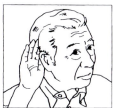
> ─── 難 聴 ───
>
> 聞こえているはずなのに「耳が遠くなった」と言って返答しない。淡々と，身体を起こしたまま，ちょっと恥ずかしそうにする
>
> 聞こえるほうの耳を突き出して，あるいは耳に手のひらでカバーをして一生懸命に聞こうとする
>
> （小川紀雄，2017）[1]

淡々と，身体を起こしたまま，ちょっと恥ずかしそうに，「このごろ耳が遠くなりまして」という表現で返事をすることが多い 図61 。

(4) 患者の外観・様子

患者の外観と様子では，身だしなみをきちっとしなくなったということが女性の場合は一番多い。いつも髪を引っ詰めにしてきれいに整えて来ていた人が，ぼさぼさの髪で来院したら，認知症の始まりではないかと考える。また，下着が見えていても気にしない，あるいは診察がすんだ後に，衣服の着方・直し方がわからず戸惑っている，などである。

また，以前は気軽によくおしゃべりをしていたのに，口数が少なくなった場合や，所作が自信のなさそうな場合にも認知症の始まりを疑う。

(5) 診察室での会話

診察室での会話のなかでは，① 質問されると，すぐに後ろの付き添いの人を振り返って正しい答えを聞こうとする「振り返り現象」が典型的である。また，前述し

た②「耳が遠くなった」と言い訳をする。③以前とは違って，自信がなさそうな話し方になる例もある。一方，明らかにもの忘れなのに，④「自分はもの忘れはしていない」と言い張る。例えば「朝ご飯は6時半に食べた」と返事をして，家族の人が「いやいや，今朝は私と一緒に食べたのだから8時ですよ」と言っても，「いいや，6時半」と言い張るという例が時々ある。これを追い詰めて，「そうじゃないでしょう」という対応は好ましくなく，「ああ，認知症が始まったのだな」と思って対応したほうがよい。

　かかりつけ医としては，長年診ている患者がだんだんと認知症を発症していくのをなるべく早く発見してあげる必要がある。かかりつけ医が上記の注意事項を念頭において日々の診療にあたると同時に，看護師や受付職員の方々への教育も大切である。

文　献

1) 小川紀雄：認知症の早期症状；「耳が遠くなった」．日老医誌，54：592-593，2017．

著者略歴

小川　紀雄　おがわ のりお
おかやま内科　糖尿病・健康長寿クリニック・名誉院長

昭和 41 年（1966 年）	岡山大学医学部卒業
昭和 42 年（1967 年）	岡山大学医学部第三内科勤務
昭和 50～52 年（1975～77 年）	カナダ留学（マニトバ大学医学部生理学教室）
昭和 56 年（1981 年）	岡山大学医学部・助教授（脳代謝研究施設）
平成 7 年（1995 年）	岡山大学大学院医歯学総合研究科/神経情報学・教授
平成 18 年（2006 年）	中納言クリニック・院長（岡山大学名誉教授）
平成 29 年（2017 年）	中納言クリニック・名誉院長
平成 30 年（2018 年）	診療所名称変更により おかやま内科　糖尿病・健康長寿クリニック・名誉院長

● 著書
　『老年者の神経内科診療』（中外医学社）
　『神経内科の処方設計』（医歯薬出版）
　『内科医のための臨床痴呆学』（医学書院，改訂第 2 版）
　『脳の老化と病気』（講談社ブルーバックス）

● 編著書
　『新・脳のレセプター』（世界保健通信社）
　『神経内科治療ガイド』（中外医学社）
　『脳の健康科学』（放送大学教育振興会）

| JCOPY | 〈(社)出版者著作権管理機構 委託出版物〉 |

本書の無断複写は著作権法上での例外を除き禁じられています。
複写される場合は，そのつど事前に，下記の許諾を得てください。
(社)出版者著作権管理機構
TEL. 03-5244-5088　FAX. 03-5244-5089　e-mail：info@jcopy.or.jp

かかりつけ医のための"認知症"診療スキル

定価（本体価格 2,400 円＋税）

2019 年 4 月 1 日　第 1 版第 1 刷発行

著　者　　小川　紀雄
発行者　　佐藤　枢
発行所　　株式会社　へるす出版
　　　　　〒164-0001　東京都中野区中野 2-2-3
　　　　　☎(03) 3384-8035〈販売〉
　　　　　　(03) 3384-8155〈編集〉
　　　　　振替 00180-7-175971
　　　　　http://www.herusu-shuppan.co.jp
印刷所　　三報社印刷株式会社

〈検印省略〉

© 2019 Norio Ogawa, Printed in Japan
落丁本，乱丁本はお取り替えいたします。
ISBN 978-4-89269-973-3